Pathogénie
de l'hémoglobinurie paroxystique
"a frigore"

PAR

Le Docteur Henry SALIN

ANCIEN INTERNE DES HÔPITAUX DE PARIS

PARIS
G. STEINHEIL, ÉDITEUR
2, RUE CASIMIR-DELAVIGNE, 2

1912

Pathogénie

de l'hémoglobinurie paroxystique

"a frigore"

PAR

Le Docteur Henry SALIN

ANCIEN INTERNE DES HÔPITAUX DE PARIS

PARIS
G. STEINHEIL, ÉDITEUR
2, RUE CASIMIR-DELAVIGNE, 2

1912

A MES PARENTS

A LA MÉMOIRE

DE MON MAITRE M. LE PROFESSEUR BRISSAUD

A MON MAITRE

M. le Professeur LANDOUZY

Doyen de la Faculté de Médecine

A MON MAITRE ET PRÉSIDENT DE THÈSE

M. le Professeur GAUCHER

A MON MAITRE

M. LE PROFESSEUR AGRÉGÉ H. MÉRY

Médecin des Hôpitaux

A MON MAITRE

M. LE PROFESSEUR AGRÉGÉ J.-A. SICARD

Médecin des Hôpitaux.

A MM. LES DOCTEURS MICHAUX ET ANDRÉ PETIT

En témoignage de profonde reconnaissance.

A MES AMIS GOUGEROT ET FOIX

A MES MAITRES DANS LES HOPITAUX

M. le Professeur Reclus.
M. le Docteur Merklen (*in memoriam*).
M. le Professeur agrégé Troisier.

Externat

M. le Professeur Kirmisson.
M. le Professeur Landouzy.
M. le Professeur agrégé Méry.

Internat provisoire.

M. le Professeur agrégé Troisier.
M. le Docteur Michaux.
M. le Docteur Bazy.

Internat.

1re année. M. le Professeur Pozzi.
M. le Professeur agrégé Robert Proust.

2e année. M. le Professeur Brissaud (*in memoriam*).
M. le Professeur agrégé J.-A. Sicard.

3e année. M. le Professeur Landouzy.

4e année. M. le Professeur Gaucher.
M. le Professeur agrégé Méry.
M. le Docteur Jean Hallé.

A MM. les Professeurs agrégés A. Broca, Laignel-Lavastine, Léon Bernard, Descomps, Gougerot,

A MM. Richardière, Bergé, Babonneix, médecins des hôpitaux.

A MM. Armand Delille, Lortat-Jacob, Herscher.

A MES MAITRES DANS LES LABORATOIRES

M. le Professeur Marie.
M. le Professeur Achard.
M. le Professeur agrégé Roussy.

A la Mémoire de M. le Docteur Binot.

INTRODUCTION

L'hémoglobinurie est un symptôme dû à des causes très diverses qu'il est classique de grouper en trois grandes classes :

Les hémoglobinuries toxiques ;

Les hémoglobinuries infectieuses ;

L'hémoglobinurie paroxystique essentielle.

Ce dernier groupe est d'ailleurs arbitrairement séparé du cadre des hémoglobinuries infectieuses, mais la fréquence relative avec laquelle nous l'observons sous nos climats, sa symptomatologie toujours identique à elle-même permettent vraiment d'en faire un type clinique bien spécial.

C'est à l'étude de sa pathogénie que sera consacré ce travail.

Si la pathogénie de l'hémoglobinurie paroxystique a été l'objet de recherches très nombreuses et souvent très importantes en ces dernières années, c'est qu'à son étude se rattachent les questions de biologie les plus intéressantes et les plus discutées.

Le sérum des hémoglobinuriques contient-il des hémolysines, quelle est la nature et l'origine de ces hémolysines ? Comment expliquer les altérations globulaires que l'on peut observer dans l'hémoglobinurie ? où se fait la mise en liberté de l'hémoglobine, existe-t-il de l'hémoglobinémie, et si celle-ci est admise, comment l'hémoglobine est-elle éliminée au niveau du rein ?

Tels sont les principaux points que l'on est amené à étudier à propos de la pathogénie de l'hémoglobinurie paroxystique.

C'est en observant avec notre ami Ch. Foix un cas d'hémoglobinurie paroxystique dans le service de notre maître regretté, le professeur Brissaud, que nous avons été conduit à entreprendre ce travail. C'est grâce à sa dévouée et constante collaboration qu'il a pu être continué, nous tenons à lui dire ici toute notre reconnaissance.

Nous avions l'intention d'exposer le plus complètement possible les diverses théories émises au sujet de l'hémoglobinurie paroxystique *a frigore*.

Dans l'excellente thèse que vient de consacrer M. Lahille à la synthèse et critique des théories pathogéniques des hémoglobinuries humaines, ces travaux récents sont fort bien exposés et résumés. Nous ne pouvons mieux faire que d'y renvoyer nos lecteurs.

Nous croyons nécessaire cependant, avant d'exposer le résultat de nos recherches, de rappeler rapidement, afin de les discuter ensuite, les diverses théories apportées par les auteurs.

Voici d'ailleurs quel sera le plan de notre travail.

La première partie de notre thèse sera consacrée à l'étude cliuique et expérimentale de l'hémoglobinurie paroxystique par altération globulaire.

La deuxième partie comporte le rôle des viscères dans l'hémoglobinurie paroxystique.

Rôle du rein.

Rôle de la rate.

Rôle du foie.

Dans cette deuxième partie nous avons été entraîné à étudier plus spécialement le rôle de la rate et des différents viscères dans la production des hémolysines.

M. le professeur Achard nous a fait l'honneur de s'associer à nos recherches et nous a autorisé à les poursuivre dans son laboratoire de la Faculté. Nous lui exprimons ici notre très vive reconnaissance.

La troisième partie comporte, par l'application des faits expérimentaux à la clinique, la critique et la synthèse des diverses théories.

HISTORIQUE

Le symptôme hémoglobinurie a été individualisé en 1854 par Dressler, puis en 1855 par Pavy ; Lichtheim lui donna le nom d'hémoglobinurie intermittente et Mesnet en fit en 1881 une description restée classique (1).

Les mémoires consacrés presque simultanément par Murri en Italie, par Lépine en France en 1880, à l'hémoglobinurie, sont les premiers documents où est étudiée scientifiquement la pathogénie de cette affection.

Lépine, sans nier la lésion sanguine, est partisan d'une théorie surtout rénale, attribuant à « l'urine intraglomérulaire » une action globulicide. Le mémoire de Murri est d'un très grand intérêt, et il semble que cet auteur ait eu la prescience des lésions actuellement décrites dans le sang des hémoglobinuriques, le premier il insiste sur l'étiologie syphilitique, et adopte une théorie mixte, sanguine et nerveuse.

Depuis lors, tous les auteurs qui ont étudié l'hémoglobinurie paroxystique se sont rattachés, soit à la théorie sanguine, soit à la théorie rénale, seuls M. Camus et Pagniez ont invoqué une théorie musculaire, attribuant

(1) Pour la bibliographie ancienne de la question, consulter Hénocque, Article Hémoglobinurie du *Dictionnaire Dechambre*, et Camus, th. Paris, 1903.

l'hémoglobinurie à la transsudation dans le plasma de l'hémoglobine musculaire.

On peut donc, à l'heure actuelle, grouper sous trois chefs les théories relatives à l'hémoglobinurie paroxystique *a frigore*.

I. — *Théorie sanguine* attribuant à une altération du sang (sérum ou globules) l'apparition des accidents;

II. — *Théorie rénale* localisant la destruction globulaire au niveau du rein lésé.

III. — *Théorie musculaire.*

I. **Théorie sanguine**. — La théorie sanguine est peut-être la plus anciennement soutenue, et elle était admise à l'origine par des auteurs tels que Lépine, Hayem, Ehrlich. Elle est étayée sur des faits multiples.

Hayem avait observé il y a longtemps la facilité avec laquelle le sérum des hémoglobinuriques se laquait après coagulation et la fréquence chez ses malades du phénomène de la redissolution du caillot. Il attire ainsi l'attention sur une lésion sanguine dont Ehrlich apporta une première preuve par l'expérience du doigt glacé.

Cet auteur a montré que lorsque, chez un hémoglobinurique, on refroidit la main après avoir interrompu la circulation au niveau de l'avant-bras, le sang que l'on peut extraire par piqûre, est en partie laqué et le plasma présente une teinte rose. L'expérience d'Ehrlich est loin d'être constante, mais elle a pu être reproduite un grand nombre de fois, et ces faits positifs suffisent à démontrer l'action nocive du froid sur le sang des hémoglobinuriques en dehors de toute intervention du muscle ou du rein.

Donath et Landsteiner établirent par une expérience décisive que cette altération sanguine avait souvent à son origine les propriétés hémolytiques du milieu humoral. Ces auteurs ont montré que si l'on porte à 0 degré un mélange en proportions convenables de sérum et de globules d'hémoglobinurique, ce mélange est hémolysé, lorsqu'on le réchauffe ensuite dans l'étuve à 37°. Le même phénomène est négatif avec un sérum et des globules normaux. Par contre, le sérum de l'hémoglobinurique jouit dans les mêmes conditions de la propriété hémolysante vis-à-vis des globules normaux.

Le sérum des hémoglobinuriques contient donc, suivant Donath et Landsteiner, une substance hémolysante vis-à-vis des globules du malade et des globules normaux, substance dont l'action est favorisée par le froid.

Voici, résumée en un tableau. l'expérience classique de ces auteurs.

	Tube I	Tube II	Tube III	Tube IV
Sérum du malade..........	5 gr.	5		
Globules du malade..........	5		5	
Sérum normal..............			5	5
Globules normaux............		5		5
Résultats....................	Hém.	Hém.	0	0

Cette expérience peut d'ailleurs être interprétée d'une manière différente et l'on peut, suivant l'hypothèse émise par MM. Widal et Rostaine, admettre que l'équilibre sanguin normal, produit de l'antagonisme des propriétés hémolysantes et anti-hémolysantes du sérum, est rompu, non par l'existence en excès des propriétés hémolysantes, mais par le défaut de propriétés anti-hémolysantes, le froid agissant ici en paralysant la substance anti-hémolysante contenue dans le sérum.

Quoi qu'il en soit, l'expérience d'Ehrlich et l'épreuve de Donath et Landsteiner ne sont pas constantes ; le nombre des cas négatifs semble même plus nombreux que celui des cas positifs ; elle n'en démontre pas moins l'existence d'une lésion sanguine.

Nous avons pu montrer qu'il pouvait exister un autre type d'altérations sanguines.

Chez un malade atteint d'hémoglobinurie paroxystique nous avons constaté que le sérum était dépourvu de toute action hémolysante ; par contre, les globules du malade se montraient fragiles à l'action d'un sérum humain normal et, surtout après refroidissement à zéro degré, étaient très facilement hémolysés après quelques minutes de séjour dans l'étuve à 37°. Ce fait a été depuis retrouvé par d'autres auteurs, notamment par M. Levy-Valensi et M. Hijmans Van den Bergh.

Il y a donc lieu de distinguer deux sortes de lésions sanguines au cours de l'hémoglobinurie paroxystique : 1° une lésion sérique établie par le phénomène de Donath et Landsteiner ; 2° une lésion globulaire consistant en la fragilité spéciale que nous avons pu mettre en lumière. Nous reviendrons plus loin sur cet antagonisme apparent et nous verrons s'il n'y a pas lieu d'admettre plutôt que les lésions sériques et les lésions globulaires ne sont que les deux modes différents d'une même altération.

II. **Théorie rénale**. — C'est Van Roosen, d'Amsterdam, qui le premier, fait intervenir le rein dans la production de l'hémoglobinurie paroxystique.

Cet auteur admettait que les hématies étaient détruites au niveau du rein par l'acide oxalique de l'urine, cette théorie n'a plus guère aujourd'hui qu'un intérêt historique.

Lépine soutint que les globules rouges étaient hémolysés au niveau des glomérules par l'urine hypotonique. Celle-ci se concentre progressivement, et dans les tubes contournés, la dissolution n'est plus possible, ce qui explique que l'urine recueillie dans la vessie ou à l'émission soit dépourvue de tout pouvoir hémolytique.

Hayem, sans nier l'altération sanguine, estime qu'il est nécessaire de faire intervenir le rein dans la crise hémoglobinurique.

La théorie de Robin est également une théorie mixte. Robin pense que deux facteurs sont suffisants et nécessaires pour produire l'hémoglobinurie : 1° une altération des globules rouges entraînant des modifications de leur résistance ;

2° Une congestion rénale passagère.

Les travaux des auteurs qui établirent l'existence d'une altération sanguine et d'autre part, la théorie musculaire de l'hémoglobinurie paroxystique, firent passer au second plan la théorie rénale.

Cependant, l'autopsie classique de Dieulafoy et Widal, avaient montré l'existence d'une lésion rénale consistant en une infiltration des cellules des tubes contournés par le pigment ocre. Mais cette lésion fut considérée comme une lésion secondaire provoquée par l'élimination de l'hémoglobine.

Les travaux de Lion, de Dalché et de Hayem, avaient confirmé cette description.

Dans une série de publications récentes, MM. Achard et Feuillé ont montré qu'il était difficile, sans faire intervenir le rein, d'expliquer certaines particularités des hémoglobinuries expérimentales, et de l'hémoglobinurie paroxystique humaine.

Ils insistent notamment sur l'opposition manifeste des urines fortement hémoglobinuriques et du plasma à peine teinté ; ils montrent, en outre, que le rein ne se comporte pas vis-à-vis de l'hémoglobine, comme un simple filtre, et que notamment l'injection de méthémoglobine est suivie d'hémoglobinurie, et non pas de méthémoglobinurie.

D'autre part, ayant constaté que dans toute injection intravasculaire d'hémoglobine, on obtient des hémoglobinuries accompagnées d'hématurie ils estiment qu'il se produit une hémolyse intra rénale, expliquant l'importance de l'hémoglobinurie.

Ces expériences tendent donc à rendre au rein la part importante que semblait lui avoir enlevée les travaux de ces dernières années.

III. **La théorie musculaire.** — La théorie musculaire a été brillamment soutenue par MM. Camus et Pagniez. Elle s'appuie sur la ressemblance clinique qui existe entre l'hémoglobinurie paroxystique de l'homme et celle du cheval, où Lucet a montré l'existence de lésions musculaires. Cliniquement, les hémoglobinuriques présentent souvent des douleurs dans les muscles, et des courbatures qui ont fait rattacher à une altération musculaire ces divers symptômes.

Au point de vue expérimental, Camus et Pagniez ont montré que l'hémoglobine musculaire traverse le rein plus facilement que l'hémoglobine globulaire, ainsi s'explique l'opposition qui existe entre l'hémoglobinémie souvent inappréciable et l'hémoglobinurie.

Chacune de ces théories possède donc en sa faveur des arguments cliniques ou expérimentaux importants, mais tandis qu'on n'a jamais pu, dans l'hémoglobinurie humaine, déceler de lésions musculaires, tandis qu'il n'est pas actuellement démontré qu'il y ait nécessairement une lésion rénale chez les sujets hémoglobinuriques, il est un fait indéniable et dont on est obligé de tenir compte, même si l'on adopte la théorie musculaire ou la théorie rénale, c'est l'existence d'une lésion sanguine au cours de l'hémoglobinurie paroxystique de l'homme.

PREMIÈRE PARTIE

HÉMOGLOBINURIE GLOBULAIRE. — ÉTUDE CLINIQUE ET EXPÉRIMENTALE

Nous exposerons tout d'abord, dans un premier chapitre, les faits cliniques sur lesquels est basée notre théorie globulaire de l'hémoglobinurie paroxystique.

Dans un deuxième chapitre, nous exposerons les procédés expérimentaux par lesquels nous avons tâché de reproduire le plus exactement possible l'hémoglobinurie humaine.

I

Partie clinique.

Nous rapporterons ici tout d'abord les observations qui établissent l'existence d'une lésion globulaire au cours de l'hémoglobinurie paroxystique.

Nous rechercherons ensuite quels sont, chez les hémoglobinuriques, les signes qui relèvent d'altérations rénales ou spléno-hépatiques.

Observation I. — M. Sch..., voyageur de commerce, âgé de 64 ans.

Antécédents héréditaires. — Rien à signaler.

Antécédents personnels. — A 10 ans, fièvre typhoïde ; à 17 ans, fluxion de poitrine.

En 1899, le malade contracte la syphilis (chancre induré, accidents secondaires frustes). Pas de traitement.

En 1905, nouveaux accidents spécifiques et traitement mercuriel intensif ; depuis lors, plus d'accidents syphilitiques cutanés.

Pas de paludisme, pas d'alcoolisme.

La première crise d'hémoglobinurie remonte à l'hiver 1906-1907. Le malade prend froid, ressent un frisson intense avec douleurs lombaires et s'aperçoit, une heure après, que son urine est devenue noire. Ces crises se répètent pendant deux mois ; à chaque nouveau refroidissement, nouvelle hémoglobinurie, surtout provoquée par le froid humide. A ce moment, le malade consulte M. Balzer qui lui fait subir un traitement mercuriel intensif.

A la suite de ce traitement, acalmie jusqu'en janvier 1908. Survient alors une nouvelle série d'accès identiques aux précédents, apyrétiques comme eux, qui se répètent pendant six semaines ; chaque accès dure une à deux heures. Immédiatement après, fatigue extrême, lourdeur de jambe, endolorissement lombaire. Nouveau traitement spécifique. Cessation des crises au printemps.

A l'entrée de l'hiver 1909, les crises d'hémoglobinurie reprennent, le malade entre dans le service de notre maître M. Brissaud.

Il s'agit d'un homme atteint de cholémie, d'aspect relativement vigoureux. A l'entrée, la cholémie allait jusqu'à l'ictère ; conjonctives subictériques, pas de réaction de Gmelin dans les urines, présence d'urobiline.

Les urines, malaga foncé, laissent déposer des flocons abondants. Après centrifugation, ces flocons se condensent en un culot brunâtre. A l'examen microscopique, pas de globules rouges, mais de nombreux cylindres granuleux d'aspect un peu spécial. Au bout d'une heure de repos au lit, urines moins foncées, réaction de Weber positive. Au bout de deux heures, urines claires, mais albumineuses.

Cette albuminurie n'est pas constante ; nous l'avons observée à deux reprises en dehors des crises d'hémoglobinurie.

Chaque crise est précédée d'un frisson avec douleur lombaire et sensation de malaise persistant ; l'hémoglobinurie commence une heure environ après le frisson, elle cesse rapidement si le malade est soumis à une température favorable.

Rien de spécial à l'examen physique, sauf une splénomégalie notable. La rate est grosse à la percussion, mais non perceptible au palper.

En dehors des grandes crises hémoglobinuriques, le malade a fréquemment en quelque sorte des crises avortées annoncées par une sensation de malaise ; les urines, un peu hautes en couleur, sont légèrement albumineuses et laissent, après centrifugation, un culot de même aspect que celui des urines hémoglobinuriques, mais beaucoup moins important.

Ce culot est constitué par une substance granuleuse fréquemment conglomérée en cylindres d'origine manifestement rénale.

Traitée par le ferrocyanure de potassium et l'acide chlorhydrique, cette substance donne la réaction des sels ferriques ; il nous paraît logique d'admettre qu'il s'agit de débris de stromas globulaires, mais on ne trouve jamais de globules rouges intacts ; ajoutons qu'il ne s'agit pas d'hémolyse intra-vésicale, car l'urine mise en présence des globules normaux ou des globules malades ne présente aucune action hémolytique. Le malade sort de l'Hôtel-Dieu le 25 décembre.

Depuis lors, il a eu deux crises d'hémoglobinurie et probablement plusieurs crises légères.

En résumé, cette hémoglobinurie revêt incontestablement le type de l'hémoglobinurie paroxystique *a frigore*. De l'ensemble de cette observation nous retiendrons quelques faits principaux :

1° Le malade a eu la syphilis, maladie fréquemment relatée en pareil cas ;

2° Il présente à la fois de grandes crises hémoglobinuriques et des crises albuminuriques, sorte d'équivalents souvent signalés par les auteurs ;

3° On note au moment des grandes crises un subictère d'origine hémolytique ;

4° Pendant les accès d'hémoglobinurie ou d'albuminurie simple, l'urine laisse déposer une substance granuleuse partiellement conglomérée en cylindres et donnant au ferrocyanure les réactions des sels ferriques.

Cette urine n'a d'ailleurs sur les globules rouges du malade ou des sujets normaux aucune action hémolysante.

Examen hématologique. Recherche de la fragilité globulaire spéciale. Prélevons :

1° Du sérum du malade ;

2° De ses globules ;

3° Du sérum normal humain ;

4° Des globules normaux humains ;

et réalisons les mélanges suivants :

1° Dans un premier tube, sérum du malade, globules du malade ;

2° Dans un deuxième tube, sérum du malade, globules normaux ;

3° Dans un troisième tube, sérum normal, globules du malade ;

4° Dans un quatrième tube, sérum normal, globules normaux ;

5° Dans un cinquième tube renfermant du sérum du malade et des globules de lapin, on établira la présence d'alexine.

Répétons cette expérience en deux séries :

Dans la première, le sérum est porté d'emblée à l'étuve à 37° ; dans la seconde, il subit auparavant un refroidissement d'une demi-heure à zéro degré.

Quand, au bout d'une heure, on enregistre les résultats de l'expérience, voici ce que l'on constate :

SÉRUM		GLOBULES Emulsion à 10 p. 100		SÉRUM artificiel.	CONDITIONS DE L'EXPÉRIENCE	RÉSULTATS
S. hémoglob.	5gr	Glob. hémoglob..	5 gr	30 gr	1 heure à l'étuve à 37°	Pas d'hémolyse.
S. hémoglob.	5	— normaux..	5	30	Id.	Id.
S. normal...	5	— normaux..	5	30	Id.	Id.
S. normal...	5	— hémoglob..	5	30	Id.	Hémolyse subtotale.
S. hémoglob.	5	Glob. hémoglob..	5	30	1/2 h. à 0°, 1 h. à 37°	Pas d'hémolyse.
S. hémoglob.	5	— normaux..	5	30	Id.	Id.
S. normal...	5	— normaux..	5	30	Id.	Id.
S. normal...	5	— hémoglob..	3	30	Id.	Hémolyse totale

On voit que :

1° Le tube contenant le mélange de sérum du malade et de globules normaux est resté non hémolysé ; il n'y a donc pas d'hétérolysine et l'adjonction d'alexine de cobaye même en excès est incapable de déterminer la moindre hémolyse ;

2° Le tube contenant le mélange de sérum du malade et de globules du malade est resté non hémolysé ; il n'y a donc pas d'isolysine et l'adjonction de sérum alexique de cobaye ne détermine aucune hémolyse ;

3° Le tube contenant le mélange sérum normal et globules normaux reste non hémolysé ;

4° Par contre, le quatrième tube contenant le sérum normal et les globules du malade présente une hémolyse manifeste.

Cette hémolyse est variable dans son intensité ; c'est ainsi qu'elle est plus complète au moment des crises où elle se montre totale dans les conditions d'expériences indiquées ci-contre ; elle est encore très nette en dehors des crises où elle va de l'hémolyse subtotale à l'hémolyse franche.

Quelques sérums ne présentent cependant pas cette action hémolysante vis-à-vis des globules de notre malade ; nous l'avons vu manquer une fois, alors que le même jour deux autres sérums déterminaient une hémolyse presque complète.

Cette hémolyse est un peu plus marquée dans les mélanges refroidis à zéro degré.

S'agit-il réellement de globules sensibles au froid ou bien des conditions physiques résultant des alternatives de température favorisent-elles simplement l'hémolyse ?

Il est difficile de le dire. En tout cas, les globules normaux refroidis à moins 6° sont hémolysés quand on les réchauffe, même en présence de sérum artificiel.

Notons enfin que le dernier tube contenant le mélange de sérum du malade et de globules de lapin présente une hémolyse caractéristique établissant ainsi de manière indiscutable l'existence d'alexine en quantité suffisante pour déterminer l'hémolyse.

De cette série d'expériences, nous retiendrons les faits suivants :

1° Dans certains cas d'hémoglobinurie paroxystique pendant la crise et en dehors des crises, le sérum des malades n'a pas d'action hémolysante ni sur les globules des malades, ni sur les globules normaux ;

2° Les globules du malade isolés immédiatement par centrifugation sont nettement hémolysés par un sérum humain quelconque ; il s'agit donc par conséquent d'une fragilité globulaire spéciale vis-à-vis des substances hémolysantes contenues dans les sérums normaux ;

3° On peut même ajouter que le sérum du malade paraît doué de propriétés anti-hémolysantes spéciales, puisque nous ne l'avons jamais vu hémolyser ses propres globules, même lorsque ceux-ci étaient détruits d'une façon complète et rapide par les sérums normaux ; il y a là vraisemblablement une réaction de défense qui nous paraît importante à mettre en lumière.

Il ne s'agit donc pas ici d'un sérum altéré détruisant des globules normaux, mais de globules altérés et fragiles détruits par un sérum normal.

Cette fragilité globulaire peut d'ailleurs être mise en lumière par d'autres procédés.

En effet, voici ce que montre l'examen hématologique de notre malade :

Numération des globules rouges...	4.512.000
Numération des globules blancs...........	7.500

Formule leucocytaire

Polynucléaires amphophiles...........	60
Lymphocytes....	29
Grands mononucléaires...................	9
Eosinophiles.........	2

Coagulation normale ; le sérum exsudé, d'abord clair, se laque ensuite progressivement et très rapidement.

Résistance globulaire par le procédé des hématies déplasmatées :

1° Pendant la crise : hémolyse initiale............	54
— hémolyse totale............ .	45
2° En dehors de la crise : hémolyse initiale	50
— hémolyse totale.........	41

Par conséquent, fragilité globulaire nette pendant la crise, insignifiante en dehors d'elle.

Hématies granuleuses pendant la crise : 10 °/₀.

En dehors de la crise : 3 °/₀.

Auto-agglutination des hématies positives.

Poïkilocytose légère pendant la crise avec polychromatophilie.

En résumé, on constate une diminution réelle de la résistance globulaire, du moins pendant la crise, avec présence d'hématies granuleuses donnant à l'ictère de notre malade la signification d'un ictère hémolytique. Ces troubles de la fragilité globulaire générale nous paraissent d'ailleurs moins importants (parce que peu marqués et parce que transitoires) que les troubles de la fragilité globulaire spéciale que nous avons mis en lumière.

Somme toute, à côté des cas d'hémoglobinurie paroxystique où l'hémoglobinémie est due à l'altération spéciale du sérum, il existe des cas où cette hémoglobinémie relève d'une fragilité globulaire spéciale rendant les hématies plus sensibles à l'action des hémolysines normales du sérum humain.

Observation II. — (d'après M. Levy-Valensi). — Sch... (Charles), 34 ans, doreur sur métaux.

Antécédents héréditaires. — Père alcoolique, mère dans un asile d'aliénés ; pas de cholémique dans la famille.

Antécédents pathologiques. — A 12 ans, fièvre typhoïde de moyenne intensité, sans localisation hépatique ; pas de paludisme. Pas d'alcoolisme.

Syphilis en 1899, traitée pendant deux mois. Actuellement la réaction de Wasermann est positive. Début de janvier 1909, le malade est fatigué par le moindre effort ; il s'essouffle facilement ; il a une tendance invincible au sommeil.

A partir de cette époque, il éprouve des douleurs sourdes à la région lombaire ; son teint devient ictérique ; enfin surviennent des pissements de sang.

Les hématuries se font par crises succédant à l'endolorissement lombaire.

Le malade n'a pu établir de relation entre ces paroxysmes et l'influence du froid.

L'ictère accompagne chaque crise, rétrocède sans disparaître après elle, pour s'accuser de nouveau avec la crise suivante.

Le 8 novembre 1909, il entre à l'hôpital de la Charité. Le malade raconte que depuis quinze jours les pissements de sang sont devenus plus fréquents et qu'il n'a plus la force de travailler. La crise d'hémoglobinurie est précédée d'un frisson et de douleurs lombaires. La première miction sanglante se fait dans la matinée, puis les urines suivantes sont de moins en moins colorées, les urines du matin sont limpides.

Examen du malade. — Homme de petite taille, ne paraissant

pas très vigoureux, mais pas très amaigri ; les téguments sont légèrement ictériques, les conjonctives le sont franchement. Il n'accuse d'ailleurs aucune des manifestations cutanées et muqueuses habituelles chez les ictériques banaux (pas de prurit, pas de saveur amère, etc.).

Le foie est légèrement hypertrophié, dépasse de deux travers de doigt le rebord costal. La rate est perceptible, la langue est saburrale, les matières fécales ne sont pas décolorées.

Aucun trouble cardiaque ; le pouls n'est pas ralenti (92 à la minute), la tension est faible : 15 au sphygmomanomètre de Potain.

L'auscultation de poumons décèle quelques râles de bronchite en arrière.

Urines. — Le malade a apporté dans un flacon de son urine hémoglobinurique de la veille ; elle présente une odeur aromatique très pénétrante.

Les urines émises à l'hôpital par le malade étaient normales, très claires et ne renfermaient ni sucre, ni albumine, ni pigment biliaire, ni uribiline.

La crise hémoglobinurique était facilement déterminée si l'on plongeait les mains du malade dans de l'eau froide.

Examen du sang. — Coagulation normale.

Rétraction du caillot normal. Le sérum est tardivement laqué ; il est brun et donne la réaction de Gmelin.

Numération

Hématies	3.800.000
Leucocytes	7.000
Polynucléaires neutrophiles	70,5
Polynucléaires éosinophiles	0,50
Grands mononucléaires	15
Moyens mononucléaires	10,5
Lymphocytes	2,5
Formes de transition	0,5
Myélocytes neutrophiles	0,5

Pas d'hématies nucléées, coloration vitale ; nombreuses hématies granuleuses.

Résistance globulaire — Nous l'avons recherchée par le procédé des hématies déplasmatisées et sur le sang simplement défibriné ; les résultats ont été concordants : l'hémolyse commence à 60, est intense à 40, est totale à 36.

Les globules du malade, qui demeurent intacts au contact de leur propre sérum dans l'épreuve de Donath et Landsteiner qui est entièrement négative, hémolysent dans les mêmes conditions qu'au contact d'un sérum normal. Cette hémolyse est d'ailleurs déjà très nette au bout d'une heure à 37° sans refroidissement ; elle est totale dans l'épreuve complète.

« Il existe donc, conclut M. Levy-Valensi, chez notre premier malade une fragilité particulière des globules vis-à-*vis* du sérum normal », et il admet que le mécanisme de certaines hémoglobinuries paroxystiques peut être le suivant :

« 1° Fragilité globulaire spéciale vis-à-vis du sérum normal démontrée par les expériences précitées ; cette fragilité entraîne une destruction globulaire lente entre les crises, plus marquée au moment des crises ;

« 2° Congestion passagère du rein déjà lésé due au spasme périphérique provoqué par le refroidissement ;

« 3° Passage, sous l'influence de la congestion rénale active, du sérum, d'où albuminurie, des stromas, d'où cylindrurie et réaction ferrique, enfin de l'hémoglobine. »

Observation III (d'après M. Hijmans van den Bergh). — M. Van B..., 47 ans, présente en 1905 sa première crise d'hémoglobinurie Depuis lors, crises paroxystiques à intervalles irréguliers, ne semblant pas influencées par le froid. Ictère alcoolique d'origine hémolytique, plus marqué au moment des crises.

Examen hématologique

Globules rouges........................... 2.970.000
Globules blancs.... .... 2.800

Poïkilocytose, hématies granuleuses par le réactif de Pappenheim, équilibre leucocytaire normal.

Résistance globulaire normale.

Pas d'hémolysine dans le sérum.

Phénomène de Donath et Landsteiner négatif.

Dans une première série d'expériences, les globules rouges de M Van B.. ne sont pas hémolysés en présence de sérum normal ni en présence du sérum du malade ; par contre, l'hémolyse a lieu lorsqu'on laisse le mélange dans une cloche d'acide carbonique pendant deux heures.

Dans une deuxième série d'expériences faite huit jours après, « *un sérum étranger est capable d'hémolyser les globules du malade en dehors de l'action de l'acide carbonique et à toute température* ». Par contre, à la température ordinaire ou à l'étuve à 37, le sérum du malade est incapable d'hémolyser ses propres globules en dehors de l'action de l'acide carbonique.

M. Hijmans van den Bergh, conclut donc « à une fragilité globulaire anormale. »

Ces observations établissent donc de façon évidente que, dans certains cas d'hémoglobinurie, le phénomène de Donath et Landsteiner est négatif, alors qu'il existe une fragilité globulaire spéciale vis-à-vis des sérums normaux.

Dans ces cas, par conséquent, l'altération ne porte pas sur le sérum, mais bien sur les globules, et il est très vraisemblable que, si ce phénomène avait été recherché dans les cas d'hémoglobinurie paroxystique jusqu'ici publiés, il se serait montré beaucoup plus fréquent. On trouve en effet très souvent notée par les auteurs l'absence du phénomène de Donath et Landsteiner. C'est ainsi que Meyer et Hemmerich, Hijmans van den Bergh, Moro Noda et Benjamin apportent des cas négatifs, Graff et Muller ne l'ont observé qu'une fois sur sept cas d'hémoglobinurie *a frigore*.

Ces auteurs adoptent pour la plupart l'interprétation suivante de l'absence dù phénomène de Donath :

Le sérum de l'hémoglobinurique renferme bien une hémolysine spéciale, mais il est dépourvu d'alexine.

Si l'on vient en effet à ajouter au mélange non hémolysé de sérum et de globules du malade quelques gouttes de sérum normal humain frais, l'hémolyse se fait aussitôt.

Les auteurs en déduisent que l'alexine fait défaut dans le sérum de quelques hémoglobinuriques et que le sérum humain normal n'agit qu'en réactivant la sensibilisatrice du sérum de l'hémoglobinurique.

MM. Kumagai et Inoue, MM. Hertz et Mamrot, arrivent dans des travaux tout récents à des conclusions analogues. Pour ces auteurs, c'est également l'absence de complément qui empêche la production du phénomène de Donath et Landsteiner, absence de complément qui cependant n'empêche pas la venue de la crise hémoglobinurique, c'est également aux propriétés anti-complémentaires du sérum d'hémoglobinurique, qu'est due l'absence d'hémolyse *in vitro*.

Chez notre malade, l'absence du phénomène de Donath et Landsteiner, est susceptible d'une autre interprétation.

Nous avons vu en effet que chez notre malade l'alexine existait dans le sérum en proportions tout à fait normales, pendant et en dehors des crises et que, notamment, le sérum hémolysait parfaitement à faible dose les globules de lapin, ce qu'il n'aurait pu faire, s'il n'avait pas renfermé de complément.

Par contre, les globules étaient fragiles vis-à-vis d'un sérum normal, mais non vis-à-vis du sérum du malade, et l'on pouvait, en procédant de la même façon que les auteurs, observer exactement le même phénomène :

C'est-à-dire que, si l'on mettait en présence les globules du malade et son propre sérum, il n'y avait pas d'hémolyse avec ou sans refroidissement, mais, si l'on venait à ajouter au mélange quelques gouttes de sérum normal, l'hémolyse se produisait aussitôt.

Il est vraisemblable que la fragilité globulaire spéciale dont nous avons signalé l'existence chez les hémoglobinuriques constitue une altération fréquente. Nous verrons plus loin comment et pourquoi nous croyons qu'elle doit être plus fréquente que le phénomène de Donath et Landsteiner. Retenons simplement, pour le moment, son existence aujourd'hui démontrée et sa fréquence relative.

Symptômes rénaux

Depuis longtemps les auteurs avaient montré qu'il existait chez les hémoglobinuriques des symptômes dont l'origine évidente paraissait être au niveau du rein.

On peut ramener à trois les arguments cliniques ainsi fournis.

Ce sont tout d'abord :

1° Les signes de congestion rénale au cours de la crise ;

2° L'existence de crises avortées purement albuminuriques;

3° La présence de cylindres dans les urines.

1° Ces signes de congestion rénale ont été signalés dès les premières observations et on les trouve notés dans les mémoires de Harley et Pavy, de Lichteim. Ce sont des douleurs lombaires rappelant celles de la néphrite aiguë et qui correspondent aux signes prémonitoires de l'hémoglobinurie : la fièvre légère, la céphalée, la sensation de barre épigastrique; elles persistent souvent dans les jours qui suivent, associées à une sensation de fatigue et de courbature;

2° Les accès avortés sont fréquents; ils sont marqués par de simples frissonnements, un peu de courbature; puis les urines, qui restent claires et ne présentent pas au spectroscope la raie de l'hémoglobine, deviennent albumineuses.

Ces accès passeraient inaperçus s'ils n'étaient associés à des accès typiques.

En outre, lorsqu'on provoque par refroidissement une crise en quelque sorte expérimentale d'hémoglobinurie, on constate que l'albuminurie précède l'hémoglobinurie et persiste après elle (rappelons en passant qu'il en était de même chez nos lapins après injection d'hémoglobine);

3° Enfin les urines des hémoglobinuriques se montrent à peu près constamment troubles. Après centrifugation, on constate la présence d'un important culot noirâtre, qui se montre, au microscope, formé d'amas granuleux agglomérés en cylindres dont l'origine tubulaire est évidente.

On peut, à côté de ces cylindres granuleux spéciaux,

trouver des cylindres hyalins ou granuleux analogues à ceux que l'on rencontre dans les cylindruries ordinaires.

L'ensemble de ces symptômes établit de façon certaine l'existence de phénomènes rénaux au cours de l'hémoglobinurie paroxystique humaine ; ces phénomènes rénaux sont cependant transitoires et, dans les jours qui suivent la crise, il n'y a plus d'albuminurie (1).

C'est également ce que nous avons observé dans nos cas d'hémoglobinurie expérimentale : l'albuminurie disparaît également presque toujours dès le lendemain de la crise provoquée.

L'existence de lésions rénales est encore appuyée sur l'autopsie classique de Dieulafoy et Widal (2).

Ces auteurs décrivent deux ordres de lésions : 1° infiltration des tubes par des grains de pigment donnant la réaction bleue des sels ferriques ; 2° lésions cytolytiques.

L'accumulation de pigment se fait uniquement dans les cellules des tubes contournés, et l'on a voulu en déduire que l'élimination de l'hémoglobine se fait à leur niveau.

Nous constatons qu'il est, dans les deux cas d'hémoglobinurie humaine et d'hémoglobinurie expérimentale, une lésion commune : la cytolyse, mais que chez nos lapins on ne trouve pas l'infiltration des cellules des tubes contournés par les pigments ferriques.

Il semble donc que l'accumulation de pigment ferrique

(1) Cependant DONATH et LANDSTEINER signalent un cas où, à la suite d'une crise d'hémoglobinurie particulièrement intense, l'albuminurie a persisté pendant deux semaines.

(2) Les autres protocoles d'autopsies rapportés par MM. DALCHÉ, LION et HAYEM n'ont pas trait à des malades atteints d'hémoglobinurie paroxystique ; elles sont néanmoins très comparables au cas de DIEULAFOY et WIDAL.

dans les cellules des tubes contournés n'est pas la conséquence de la crise hémoglobinurique, mais bien celle d'une destruction globulaire importante et fréquemment répétée.

Cette accumulation existe en effet en dehors de l'hémoglobinurie et, d'autre part, elle manque dans l'hémoglobinurie expérimentale où il n'y a pas destruction globulaire répétée.

Elle constitue une lésion de sidérose pigmentaire commune à un certain nombre d'affections avec hémolyse.

Elle est donc une preuve de lésion globulaire, mais non pas une preuve de lésion rénale.

La présence de pigment ferrique se retrouve en outre dans les urines.

Notre malade et ceux de Levy-Valensi avaient dans leurs urines des cylindres qui donnaient la réaction bleue des sels ferriques.

C'est là une nouvelle preuve des altérations de cytolyse qui existent dans l'hémoglobinurie paroxystique.

Chez nos lapins hémoglobinuriques qui ne présentaient pas de pigment ferrique dans leurs tubes les cylindres ne donnaient pas non plus la réaction du bleu de Prusse, malgré l'intensité de l'hémoglobinurie.

On sait en effet que l'hémoglobine et les substances chargées d'hémoglobine ne donnent pas cette réaction.

La constatation de cette réaction chez l'homme à la fois sur les reins et dans les urines tend à établir la désintégration granuleuse de cellules chargées de pigment par suite d'un processus hémolytique ancien et répété.

En résumé, l'existence d'une lésion rénale au cours de

l'hémoglobinurie paroxystique humaine est établie par les faits suivants :

1° Phénomènes rénaux au cours de la crise.

2° La présence de crises purement albumineuses ;

3° L'apparition de l'albumine avant l'hémoglobinurie, sa persistance alors que les urines ont repris leur couleur normale ;

4° L'existence de lésions cytolytiques dans le cas de Dieulafoy et Widal ;

5° La présence de cylindres dans l'urine et le fait que ces cylindres donnent la réaction du bleu de Prusse.

Symptômes spléno-hépatiques

L'existence de signes cliniques d'origine spléno-hépatique se retrouve dans presque toutes les observations d'hémoglobinurie paroxystique.

La rate est presque toujours augmentée de volume et il existe dans les jours qui suivent la crise un ictère plus ou moins intense allant du subictère à l'ictère. Ces phénomènes n'ont pas manqué de frapper les auteurs, mais en général on avait attribué le phénomène d'augmentation de la rate à la réaction macrophagique qui succédait à la réaction globulaire.

Lorsque le phénomène de Donath et Landsteiner fut connu, on en vint naturellement à penser que les altérations spléniques pouvaient être en cause dans la production de ce phénomène.

Donath et Landsteiner semblent avoir été les premiers à invoquer le rôle des hémolysines d'origine splénique. Ils ont noté en effet l'augmentation de volume de la rate chez ceux de leurs malades qui présentaient leur phénomène et d'autre part, ayant retrouvé ce phénomène chez d'anciens syphilitiques et en particulier chez plusieurs paralytiques généraux, ils pensent que l'altération infectieuse de la rate pouvait être la cause des modifications qu'ils constataient dans le sang.

Nous avons retrouvé chez un paralytique général non pas le phénomène de Donath, mais le même phénomène que nous avons décrit au cours de l'hémoglobinurie paroxystique à savoir que les globules rouges des paralytiques généraux étaient hémolysés par un sérum normal.

Or, ce paralytique général avait une grosse rate et depuis lors nous avons eu l'occasion d'observer un paludéen qui présentait le même phénomène (1). Aussi avions-nous cru pouvoir, après Donath, invoquer le rôle de la rate et supposer « que la lésion globulaire était due peut-être à une altération splénique d'origine infectieuse relevant plus spécialement de la syphilis. »

Nous avions dès cette époque cherché à vérifier *in vitro* l'action globulicide des extraits spléniques et les expériences que nous avons faites à ce moment nous avaient conduits à des résultats négatifs. Depuis lors, MM. Gilbert et Chabrol d'une part, M. Nolf de l'autre, ont invoqué le pouvoir hémolysant de la rate.

Les expérienees de ces auteurs ne sont pas absolument concluantes et il n'est pas actuellement démontré que l'extrait splénique possède un pouvoir autolysant ou

(1) Depuis lors, des faits analogues ont été observés par MM. Rumagai et Inoue, chez des syphilitiques à la période tertiaire et quaternaire (parasyphilis).

hétérolysant suffisamment marqué pour que l'on puisse en tenir compte.

Rien ne démontre actuellement l'hypothèse de l'origine splénique des altérations sériques ou globulaires que l'on peut constater chez les hémoglobinuriques.

Si la rate participe à la sécrétion des hémolysines, cela n'est point actuellement établi.

Les signes cliniques splénohépatiques au cours de l'hémoglobinurie paroxystique semblent plutôt résulter d'un double facteur.

1° La nature infectieuse de la maladie causale ;

2° Le processus macrophagique dont la rate est le siège.

L'origine infectieuse de la plupart des cas d'hémoglobinurie paroxystique est aujourd'hui bien démontrée. La plupart du temps c'est la syphilis qui est en cause et on la trouve signalée dans beaucoup d'observations.

Il peut s'agir de syphilis acquise et Murri le premier insiste sur ce point, ou de syphilis héréditaire comme l'a montré M. Comby ; c'est également la conclusion à laquelle aboutit Courtois-Suffit. Somme toute, pour certains auteurs comme M. Comby, l'hémoglobinurie paroxystique doit être rangée « parmi les affections para-syphilitiques », pour d'autres, il s'agit véritablement d'un accident syphilitique tertiaire et M. Fournier a cité plusieurs observations d'hémoglobinurie paroxystique guérie par le traitement mercuriel.

Il existe des cas où cette étiologie ne peut être invoquée, il s'agit alors le plus souvent de sujets paludéens.

Il est donc très vraisemblable que l'hémoglobinurie dépend presque toujours d'une infection chronique et c'est là un premier point qui explique la splénomégalie.

Le processus macrophagique qui accompagne toute destruction globulaire entraîne toujours une hypertrophie de la rate, il en est ainsi dans l'accès paludéen, dans l'ictère hémolytique et dans l'hémoglobinurie paroxystique.

Il est à noter que dans tous ces cas l'hypertrophie de la rate qui accompagne la crise de déglobulisation ne précède pas la crise comme il arriverait si la rate primitivement malade déterminait la lésion. Elle la suit au contraire et ce fait tend encore à montrer que l'altération de la rate est bien consécutive à la destruction globulaire.

La nature infectieuse de la maladie causale, l'hypertrophie macrophagique, nous paraissent donc actuellement les seules causes démontrées de la splénomégalie des hémoglobinuriques.

L'ictère que l'on observe chez les hémoglobinuriques est de toute évidence un ictère hémolytique.

La fragilité globulaire sur laquelle Vaquez a insisté le premier, et qui existe presque toujours, peut à la vérité faire défaut, mais ce signe n'est point nécessaire pour que la cause de l'ictère puisse être affirmée.

Quant à savoir si cet ictère hémolytique est dû à la biligénie sanguine ou à l'altération splénique ou à un trouble de fonctionnement du foie, c'est là une question toujours très discutée, qui sort du cadre de notre sujet et que nous n'aborderons pas.

Contentons-nous de signaler que MM. Fiessenger et Lyon-Caen ont montré que la présence d'hémoglobine dans le plasma déterminait des lésions hépatiques.

En résumé, l'étude de l'hémoglobinurie paroxystique

humaine, comme celle de l'hémoglobinurie expérimentale, démontre l'existence d'une lésion sanguine portant tantôt sur le sérum, tantôt sur les globules.

Elle démontre la constance des altérations rénales.

L'hypertrophie splénique et l'ictère hémolytique nous paraissent secondaires d'une part aux processus macrophagiques déterminés par la crise hémoglobinurique ; d'autre part, à l'affection causale. L'hémoglobinurie paroxystique semble bien en effet une maladie d'origine infectieuse due le plus souvent à la syphilis acquise ou héréditaire.

II

Partie expérimentale

L'ensemble de notre expérimentation a tendu vers un double but :

1° Reproduire chez l'animal des hémoglobinuries dont l'évolution, l'intensité, la durée, se rapprochent le plus possible de la durée, l'intensité, l'évolution de l'hémoglobinurie paroxystique humaine ;

D'autre part, s'il ne nous a pas été possible de reproduire le phénomène de Donath et Landsteiner, nous avons réussi à obtenir la fragilité globulaire spéciale. Ce résultat paraît au premier abord déconcertant puisque introduisant une hémolysine nous ne la retrouvons pas dans le milieu circulant et que ce sont les globules qui se trouvent lésés.

C'est qu'en effet de telles expériences offrent un grand intérêt au point de vue de l'action physiologique et de l'existence *in vivo* des divers facteurs des processus hémolytiques, complément et sensibilisation. Ils nous permettent en même temps de concevoir comment le phénomène de Donath et la fragilité spéciale dont nous avons montré l'existence chez les hémoglobinuriques sont peut-être au fond parents l'un de l'autre, et qu'il n'y a peut-être pas de façon générale le fossé profond que l'on a voulu creuser entre les maladies du sérum et celles des globules.

2° Reproduire en même temps les altérations sanguines caractéristiques, à savoir le phénomène de Donath et Landsteiner ou la fragilité globulaire spéciale.

Nous avons réussi en introduisant dans l'organisme par la voie veineuse une hémolysine suffisamment active à remplir en partie ce double but.

L'on trouvera, plus loin à l'analyse détaillée de nos expériences, un parallèle qui montre les analogies étroites, on peut dire la presque identité de l'hémoglobinurie qu'on obtient de la sorte avec celle que l'on peut observer chez l'homme.

Mécanisme de l'hémolyse. — Nous croyons utile, avant d'aborder la description de nos expériences, de rappeler brièvement le mécanisme de l'hémolyse tel qu'on l'obtient à l'aide des sérums hémolysés.

On sait que Buchner a montré que le sérum de certaines espèces animales avait la propriété de dissoudre les globules rouges étrangers, propriété qui disparaissait par chauffage à 56° pendant vingt minutes.

Bordet démontra que l'on pouvait rendre artificiellement hémolysant le sérum d'un animal normalement dépourvu de cette propriété. Il suffit pour cela de pratiquer à dose convenable une série d'injections intrapéritonéales de globules d'espèces étrangères. Au bout d'un certain temps, le sérum de l'animal en expérience acquiert la propriété hémolytique vis-à-vis des globules correspondant à ceux qu'on lui a injectés. C'est ainsi que le sérum d'un lapin hémolyse les globules de cobaye après injection intrapéritonéale répétée de globules de cobayes.

Bordet établit en même temps une notion d'importance capitale, c'est qu'un inactivé par chauffage à 56°, ayant perdu par conséquent la propriété d'hémolyser les globules, la recouvrait lorsqu'on ajoutait au mélange une dose suffisante d'un sérum normalement inactif. Il admit qu'il existait par conséquent deux substances :

Une substance spécifique et thermostabile : la sensibilisatrice que l'on ne trouve que dans les sérums hémolysants.

Une substance banale et thermolabile : l'alexine commune à tous les sérums frais.

Il fut établi par la suite, que, contrairement à ce que l'on avait cru tout d'abord, les sérums spontanément hémolysants agissaient de même façon que les sérums artificiellement hémolysants, c'est-à-dire qu'ils recélaient une sensibilisatrice inactivable par chauffage et réactivable par adjonction de sérum frais.

Ajoutons à ce résumé rapide : 1° Que la sensibilisatrice se fixe sur les globules et qu'après centrifugation et lavage, ceux-ci restent sensibilisés ;

2° Que le sérum normal possède un pouvoir antihémolytique vis-à-vis des globules de même espèce dont Besredka a démontré l'existence et que nous avons pu mesurer à l'aide des solutions hypotoniques.

Enfin, on sait qu'Ehrlich appelle complément l'alexine de Bordet et embocepteur la sensibilisatrice. La coutume est de fondre ces deux terminologies et d'appeler sensibilisatrice la substance thermostabile spécifique et indifféremment complément ou alexine la substance banale thermolabile. Nous nous conformerons à cet usage (1).

Hémoglobinurie expérimentale

Il est possible par injection intravasculaire de sérum hémolytique d'obtenir une hémoglobinurie plus ou moins importante suivant la quantité de sérum injecté.

Dans nos expériences, nous nous sommes servis de

(1) Bien qu'à notre avis le terme de complément n'ait aucune raison d'être substitué au terme d'alexine.

sérums humains dont on connaît le pouvoir hémolytique vis-à-vis des globules de lapin.

On peut également se servir d'un sérum hémolytique artificiellement préparé, mais l'action du sérum humain normal étant sensiblement identique, il nous a paru préférable de l'employer. Le lapin constitue un animal d'expériences extrêmement commode et le contrôle expérimental est ainsi rendu très aisé.

INJECTION DE SÉRUM HUMAIN FRAIS

Lorsqu'on injecte dans la veine marginale de l'oreille d'un lapin une dose plus ou moins importante de sérum humain non chauffé (1) et fraîchement recueilli, on constate les phénomènes suivants :

A forte dose (au-dessus de 15 centimètres cubes) une injection de sérum humain poussée rapidement est nettement toxique pour le lapin. Quelques minutes après l'injection l'animal devient somnolent, les pattes postérieures se paralysent, il meurt au bout d'un temps très court en présentant le plus souvent des convulsions épileptiformes. Dans ces conditions, on n'observe, en général, ni hémoglobinémie, ni hémoglobinurie.

La lenteur de l'injection est un facteur capital dans la pathogénie de ces accidents, et l'on peut, en poussant le liquide très lentement, injecter des doses relativement considérables de sérum frais. Nous avons pu ainsi sans accident injecter 20 centimètres cubes.

(1) Par sérum non chauffé nous entendons un sérum alexique n'ayant pas subi l'inactivation par chauffage à 56° pendant vingt-cinq minutes.

Pour une dose moyenne (6 centimètres cubes environ de sérum frais), voici ce que l'on constate.

L'animal, après avoir été inquiet pendant quelques instants se remet complètement et paraît bien portant au bout de cinq à dix minutes ; si à ce moment on recueille ses urines, on constate que celles-ci sont normales et ne présentent ni albumine ni hémoglobine. Quelques minutes plus tard, l'animal est inquiet à nouveau. Au bout de vingt minutes, ce temps étant d'ailleurs un peu variable suivant le sérum, et suivant l'animal d'expérience, on constate que les urines, bien que toujours claires, contiennent une notable quantité d'albumine. Si l'on attend quelques minutes encore, les urines sont encore claires, mais la quantité d'albumine a augmenté et l'on peut, avec le réactif de Weber ou de Meyer, déceler la présence de quantités infinitésimales d'hémoglobine. Cette recherche se montrait négative l'instant auparavant.

Enfin, au bout d'un temps qui varie entre une demi-heure et quarante-cinq minutes après l'injection de sérum, la teinte rose apparaît dans l'urine, elle va se fonçant rapidement et est maximum au bout d'une heure environ ; à partir de ce moment, l'hémoglobinurie reste semblable à elle-même pendant une demi-heure environ, puis elle commence à décroître ; elle est encore très nette deux heures après le début des accidents, et ne disparaît en général qu'au bout de trois ou quatre heures. A ce moment l'albuminurie persiste, et la recherche de l'hémoglobine au moyen du réactif de Meyer est de nouveau négative.

Le lendemain il subsiste parfois une albuminurie très

légère, qui le plus souvent fait défaut. Les jours suivants, l'animal est complètement remis.

Somme toute, la crise d'hémoglobinurie que l'on provoque chez le lapin par l'injection intra-veineuse de sérum humain frais comporte plusieurs périodes :

1° Période prémonitoire, qui dure un quart d'heure environ ;

2° Période d'albuminurie sans hémoglobinurie ;

3° Période d'hémoglobinurie légère décelable seulement aux réactifs chimiques ;

4° Période d'hémoglobinurie franche généralement très importante avec couleur rouge cerise ou grenat des urines durant environ pendant deux heures ;

5° Période d'albuminurie sans hémoglobinurie persistant pendant quelques heures et pouvant exceptionnellement durer jusqu'au lendemain.

Il est inutile d'insister sur les ressemblances de durée, d'importance et de progression qui rapprochent cette hémoglobinurie expérimentale de celle que l'on observe chez l'homme dans l'hémoglobinurie paroxystique *a frigore*. On retrouve en effet dans cette dernière :

La période de latence entre les premiers signes fonctionnels et l'apparition de l'hémoglobine dans les urines.

Le stade d'albuminurie sans hémoglobinurie et l'apparition progressive de l'hémoglobine qui disparaît de même rapidement.

Enfin, la durée de la crise se trouve être dans les deux cas sensiblement la même.

Il est nécessaire de préciser maintenant quelques points concernant les urines émises pendant l'accès d'hémoglobinurie.

Les urines sont rarement claires, parfois elles sont extrêmement troubles et paraissent simplement noirâtres. Cet aspect est dû à l'abondance de phosphates qui, dans les urines normales de lapin, se traduisent fréquemment par un aspect jaune très trouble pseudo-purulent. Après centrifugation prolongée, les urines redeviennent claires, et l'on peut alors discerner la teinte hémoglobinique. Mais, le plus souvent, il s'agit d'un trouble peu marqué ressemblant à l'hématurie. Ceci arrive en particulier lorsque l'hémoglobinurie est considérable ; après centrifugation, les urines se divisent en deux parts : une couche superficielle parfaitement claire, rouge cerise, et un culot plus ou moins abondant. Ce culot est verdâtre, ou vert noirâtre, et il existe à la partie superficielle une pellicule plus foncée, presque noire.

L'examen de ce culot permet de constater deux points importants : tout d'abord, l'absence de globules rouges, les hémoglobinuries que l'on obtient par ce procédé sont en effet le plus souvent des hémoglobinuries pures. Assez fréquemment toutefois, on trouve quelques globules rouges toujours en nombre insignifiant par rapport à la quantité d'hémoglobine dissoute.

Le deuxième point est la constitution de ce culot qui se montre formé surtout de débris granuleux, de couleur jaune au microscope. Même après lavage répété, il garde cette teinte qui est due vraisemblablement à l'hémoglobine.

Il nous paraît difficile d'affirmer si ces débris sont constitués par des stromas de globules rouges ou par des débris d'épithélium rénal imprégnés d'hémoglobine, surtout étant donné la cytolyse importante, que révèle l'examen microscopique des reins. Ces débris granuleux présentent un autre caractère, c'est d'être fréquemment assemblés en cylindre reproduisant le moule des tubes rénaux. On voit en effet, sur les coupes de rein, à l'intérieur des tubes, des débris granuleux teintés fortement par l'éosine.

La constatation de ces cylindres est donc assez importante, elle est la preuve d'une lésion rénale et se retrouve dans les urines des malades hémoglobinuriques avec un aspect et une coloration identiques. Cependant une différence les sépare.

En effet, dans l'hémoglobinurie humaine, ces cylindres traités par le ferrocyanure de potassium et l'acide chlorhydrique se colorent en bleu vert plus ou moins foncé. Nous avons pu observer cette réaction dans deux cas. Au contraire elle est négative dans l'hémoglobinurie expérimentale du lapin. On sait, depuis les travaux de Lapicque, que cette réaction est caractéristique du pigment ocre (pigment ferrique ou rubigine). Le pigment ocre est le résultat de la transformation de l'hémoglobine ; le processus hémolytique renouvelé qui engendre l'hémoglobinurie humaine a donc pour conséquence une sidérose généralement prédominante sur les tubes contournés du rein, comme l'ont montrée Dieulafoy et Widal. Ceci explique qu'à la suite de la cytolyse marquée qui accompagne la crise hémoglobinurique, on retrouve dans les urines des cylindres granuleux qui donnent la réaction bleue au ferrocyanure.

Le processus hémolytique déterminé chez le lapin est essentiellement transitoire ; on ne retrouvera donc la présence du pigment ocre ni au niveau des organes, ni dans les urines.

Les urines examinées au lendemain de la crise hémoglobinurique ne contiennent plus d'hémoglobine ; elles présentent habituellement une teinte jaune assez marquée, traitées par l'acide nitrique, elles ne donnent jamais la réaction de Gmelin, mais contiennent du pigment rouge brun en abondance et un peu d'urobiline.

A dose moins forte (entre 3 et 4 centimètres cubes de sérum frais), on obtient dans la moitié des cas environ, une hémoglobinurie des plus nettes ; dans l'autre moitié, au contraire, il y a simplement albuminurie, mais on peut toujours, à l'aide du réactif de Meyer, déceler la trace d'hémoglobine.

A la dose de deux centimètres cubes, les résultats redeviennent constants, c'est-à-dire qu'il n'y a jamais hémoglobinurie, mais que l'on voit apparaître au bout de une à deux heures une albuminurie dont l'intensité peut varier, mais qui est toujours très nette. Cette albuminurie s'accompagne en général de traces d'hémoglobine.

Enfin à la dose de 1 centimètre cube, on n'obtient plus qu'une albuminurie insignifiante avec absence complète d'hémoglobine.

INJECTION DE SÉRUM CHAUFFÉ

Le sérum humain chauffé une demi-heure à 56 degrés pendant vingt-cinq minutes se comporte de façon identique au sérum frais. Il a l'avantage d'être beaucoup moins toxique et on peut en injecter des doses beaucoup plus considérables ; l'injection doit d'ailleurs être poussée très lentement.

Si l'on injecte en dix minutes environ, 25 centimètres cubes de sérum chauffé dans la veine d'un lapin, on voit, presque aussitôt après la fin de l'injection, apparaître dans les urines une albuminurie intense.

Au bout d'un quart d'heure, l'hémoglobinurie survient, au bout d'une demi-heure elle est considérable, les urines sont alors d'une teinte rouge foncé presque noir. Il ne faut pas croire cependant que cette teinte noire soit due, comme il est fréquent dans l'hémoglobinurie humaine, à une transformation du pigment sanguin en méthémoglobine. Si l'on dilue en effet avec du sérum artificiel, on a de nouveau la teinte rouge cerise et l'examen spectroscopique ne révèle que la présence d'oxyhémoglobine : il s'agit donc simplement d'urines rouges extrêmement foncées.

L'intensité de l'hémoglobinurie que l'on peut obtenir par ces injections massives de sérum chauffé est d'ailleurs considérable et de beaucoup supérieure à celle que l'on peut observer chez l'homme.

En pareil cas, l'hémoglobinurie se poursuit fort longtemps, les urines sont extrêmement teintées, cinq à six heures après l'expérience, et peuvent l'être encore le lendemain ; il persiste en tout cas une albuminurie qui disparaît à son tour, et deux ou trois jours après l'injection l'animal est complètement remis.

Syndrôme hémolytique

On se souvient de la fréquence et de l'importance des modifications sanguines qui accompagnent l'hémoglobinurie paroxystique de l'homme ; nous allons étudier maintenant quelles sont dans nos conditions d'expériences les modifications sanguines que l'on observe chez le lapin. Ces modifications peuvent porter sur les globules d'une part, sur le plasma d'autre part.

Les modifications globulaires portent : 1° sur le nombre des globules rouges ; 2° sur leur résistance au sérum hypotonique ; 3° sur leur fragilité spéciale vis-à-vis des sérums alexiques.

1° Dans une hémoglobinurie moyenne répondant à la crise qui nous a servi de type, la destruction globulaire est déjà fort importante. On constate en effet une diminution du nombre des globules qui atteint en général un million par millimètre cube, alors que normalement le lapin a un nombre de globules de quatre millions cinq cent mille à cinq millions par millimètre cube.

Pour une grosse hémoglobinurie, la déperdition sanguine s'élève à environ deux millions de globules, enfin pour la crise légère d'hémoglobinurie caractérisée par une albuminurie importante, sans teinte hémoglobinique, mais avec réaction de Meyer très marquée, la déperdition est minime et s'élève environ à trois cent mille globules.

2° Quand on examine la résistance au sérum hypotonique des hématies déplasmatisées des lapins en expérience, on constate de façon constante une différence entre l'examen pratiqué avant, pendant et après la crise.

Nous avons trouvé chez le lapin normal une résistance moyenne de 0,46 °/₀ pour l'hémolyse initiale, de 0,36 °/₀ pour l'hémolyse totale.

Au moment de la crise hémoglobinurique, c'est-à-dire

une heure environ après l'injection, la résistance globulaire est constamment diminuée.

Cette hyporésistance porte sur deux termes : hémolyse initiale et hémolyse totale; elle est en général à peu près la même aux deux points de vue, cependant l'hémolyse initiale est souvent plus abaissée que l'hémolyse totale.

Il ne s'agit pas d'ailleurs d'une fragilité globulaire très marquée et les chiffres moyens correspondant à notre hémoglobinurie typique sont de 0,50 pour l'hémolyse initiale et de 0,40 pour l'hémolyse totale, soit une différence de 0,04 pour chacun des deux termes.

Quand l'hémoglobinurie est plus considérable, l'hyporésistance augmente et varie alors entre 0,06 et 0,10. Lorsque la fragilité globulaire a été très légère, il n'en subsiste plus rien le lendemain, lorsque au contraire elle a été relativement considérable, on note encore le lendemain et les jours suivants une diminution dans la résistance globulaire alors que l'hémoglobinurie a disparu.

Nous avons pu montrer que dans certains cas d'hémoglobinurie humaine où le phénomène de Donath était absent, les globules rouges lavés présentaient vis-à-vis des sérums normaux une fragilité globulaire spéciale qui les rendait hémolysables par des doses relativement faibles de sérum.

Nous avons pu produire expérimentalement chez le lapin un phénomène analogue, mais pour y parvenir, l'expérience doit être disposée de façon un peu spéciale : dans les conditions ordinaires, le phénomène fait défaut, ce qui s'explique aisément si l'on veut bien réfléchir que la sensibilisatrice injectée se fixe instantanément sur les premiers globules qu'elle rencontre, laissant sensiblement indemne le reste de la masse du sang.

Ceci est particulièrement marqué quand on injecte du sérum frais, sensibilisation et hémolyse se produisent alors presque en même temps.

Pour arriver à reproduire la fragilité spéciale, il faut donc injecter très lentement, de manière à obtenir la répartition de la régénératrice dans tout le milieu sanguin d'une quantité relativement considérable de sérum chauffé ; si dans ces conditions on prélève séparément au bout d'une heure les globules d'une part et le sérum d'autre part, de l'animal en expérience, voici les phénomènes que l'on observe : 1° Le sérum se montre absolument inactif vis-à-vis des globules normaux de lapin, même après adjonction de complément frais de cobaye ; 2° Le sérum se montre également inactif vis-à-vis des globules de l'animal en expérience.

Par contre, ses globules sont hémolysés par le complément frais après un quart d'heure de séjour à l'étuve à 37°.

Les globules se comportent donc *in vitro* comme des hématies sensibilisées, il ne s'agit pas d'une très forte sensibilisation, car l'hémolyse n'est pas très brutale.

Enfin, s'il nous a été possible de reproduire l'hémolyse à l'aide du sérum complémentaire de cobaye, nous n'avons pu l'obtenir avec un sérum de lapin, mais il faut savoir que le sérum de cet animal est très pauvre en complément et que son action globulicide est aisément compensée par le pouvoir anti-hémolysant normal du sérum vis-à-vis des hématies de même espèce.

Nous résumons d'ailleurs en un tableau les conditions de l'expérience ;

TUBES	1	2	3	4	5	6	7	8	9	10	11	12	13	14	15	16	17	18	19	20
Sérum lapin malade..........	5 g	10	5	10							5	10	5	10						
Sérum lapin normal..........					5	10	5	10							5	10	5	10		
Complément frais de cobaye.....			3	3			3	3	3	3			3	3			3	3	3	3
Globules lapins malades....	5	5	5	5	5	5	5	5	5	5										
Globules lapins normaux.....											5	5	5	5	5	5	5	5	5	5
Résultats.......	0	0	H	H	0	0	H	H	H	H	0	0	0	0	0	0	0	0	0	0

L'hémolyse s'est donc produite dans tous les tubes où se trouvait le mélange.

Globules malades complément avec ou sans sérum normal ou pathologique, c'est donc bien le complément qui a permis l'hémolyse des globules préalablement sensibilisés.

Il nous aurait fallu, pour que l'analogie fut complète entre les modifications globulaires de l'hémoglobinurie paroxystique humaine et celle de notre hémoglobinurie expérimentale, pouvoir reproduire *in vitro* le phénomène de Donath et Landsteiner.

Nous n'avons pu réussir à réaliser cette expérience constamment, avec ou sans refroidissement à zéro degré, les sérums de l'animal en expérience se montrant inactifs vis-à-vis de globules normaux de lapin et vis-à-vis de ses propres globules, mais cette différence ne nous paraît pas avoir une importance capitale, car les recherches les plus récentes ont montré que le phénomène de Donath était loin d'être constant au cours de l'hémoglobinurie.

Le phénomène de Donath ne fait donc pas nécessairement partie intégrante du syndrome de l'hémoglobinurie paroxystique et peut, comme dans les cas que nous avons observé, être remplacé par une altération globulaire. Nous verrons plus loin quelle interprétation il faudrait, à notre sens, donner de ces variations. Mais il nous paraît nécessaire de retenir dès ce moment :

1° Qu'une hémolysine injectée dans la circulation se fixe immédiatement sur les globules rouges, si bien qu'il est impossible de la déceler dans le sérum ou le plasma ;

2° Que la fixation de cette hémolysine détermine une hyporésistance globulaire légère, et une fragilité spéciale des globules vis-à-vis des sérums alexiques normaux.

Il résulte donc de ce que nous venons de voir qu'une sensibilisatrice injectée dans les vaisseaux se fixe très rapidement sur les globules rouges, si bien qu'il est impossible de la retrouver dans le sérum ou le plasma.

Cette constatation peut au premier abord sembler être en contradiction avec les déclarations des auteurs qui ont soutenu que les sensibilisatrices se trouvent en liberté dans le plasma circulant, mais cette contradiction n'est qu'apparente.

Dans leurs expériences, en effet, il s'agit d'hémolysine inactive vis-à-vis des globules de l'animal en expérience, active au contraire vis-à-vis des globules de l'animal d'une autre espèce donnée.

Il est bien évident, en effet que si, par exemple, un lapin présente dans son plasma des sensibilisatrices antihumaines, il n'y a pas de raison pour qu'elles se fixent sur des globules de lapin vis-à-vis desquels elles sont inactives. Mais si l'on injectait à ce lapin des globules humains, immédiatement la sensibilisatrice se fixerait sur eux et disparaîtrait du plasma *in vivo* comme *in vitro*.

Lorsque les substances hémolysantes sont actives vis-à-vis des globules de l'animal en expérience, il est théoriquement vraisemblable de supposer que ces substances se fixeront immédiatement sur les globules rouges et, c'est en effet ce que nous avons constaté.

Il est probable qu'il en est de même dans certains cas d'hémoglobinurie paroxystique humaine où l'on suppose l'existence d'autolysines. Ces autolysines ont tendance à se fixer sur les globules du malade ; elles en détruisent un certain nombre et fragilisent la plupart des autres.

Un deuxième point était intéressant à fixer : l'existence du complément dans le plasma. On sait que parmi les nombreuses théories émises au sujet de l'origine du complément, il en est une qui admet que cette substance n'existe pas *in vivo* dans le plasma, mais se produit au moment de la coagulation par cytolyse des globules blancs.

Telle est en particulier la théorie admise par Metchnikoff ; pour cet auteur les globules blancs renferment une substance, la cytase, grâce à laquelle ils détruisent les substances nocives qu'ils ont phagocytées. Cette cytase mise en liberté par cytolyse au moment de la coagulation serait le complément que l'on retrouve dans le sérum. Il est évident que si une telle théorie est exacte, elle constitue un argument important contre l'origine hémolytique de l'hémoglobinurie à la faveur de substances sensibilisantes fixées sur les globules ; le complément n'existant pas *in vivo*, ne peut en effet déterminer l'hémolyse intra-vasculaire.

Gengou admet que le complément est d'origine leucocytaire et qu'il est mis en liberté dans le plasma au fur et à mesure des besoins de l'organisme. Nolf attribue, au contraire, au complément une origine hépatique. Quoi qu'il en soit, on tend à l'heure actuelle à admettre que le complément existe dans le plasma.

Les expériences que nous avons réalisées à l'aide de sérums chauffés analexiques viennent confirmer cette théorie.

Nous avons vu, en effet, que l'injection d'un tel sérum provoque très rapidement une hémoglobinémie suivie d'hémoglobinurie ; le sérum a donc été immédiatement réactivé, aussitôt après son injection, par le complément contenu dans le plasma de l'animal en expérience.

Nous savons que cette injection de sérum chauffé se trouve même être plus favorable à l'expérimentation que l'injection de sérum frais, le sérum chauffé étant beaucoup moins toxique pour l'animal et pouvant être injecté à doses beaucoup plus fortes, d'autre part, l'intensité de l'hémoglobinurie ainsi provoquée est proportionnelle à la quantité de sérum chauffé injecté. Ceci tendrait à prouver que la quantité de complément en liberté dans le plasma est relativement considérable et que le complément se renouvelle très rapidement au fur et à mesure de l'hémolyse.

Un des points les plus curieux de l'histoire de l'hémoglobinurie paroxystique humaine est la différence qui existe entre l'état du sérum généralement laqué, de couleur rouge cerise, et l'état du plasma complètement clair ou à peine rosé.

On sait, en effet, que lorsqu'on laisse coaguler le sang

de l'hémoglobinurique, on constate, ainsi qu'Hayem l'avait noté, que le sérum est fortement teinté par l'hémoglobine ; si, au contraire, on prend soin de s'opposer à cette coagulation à l'aide d'un anti-coagulant tel que le citrate de soude ou l'oxalate de potasse, ou mieux à l'aide d'un liquide fixateur tel que le sérum de Marcano, on constate que le plasma est à peine teinté ou même qu'il n'existe pas d'hémoglobinémie appréciable.

Ce point se retrouve dans l'hémoglobinurie expérimentale.

Le sérum des lapins ayant reçu une injection de sérum humain dans la veine, livré à lui-même, est le plus souvent franchement rouge ; si, au contraire, on recueille le sang dans de l'eau oxalatée, le plasma ainsi obtenu est simplement rosé ; il y a toujours une opposition très marquée entre la teinte rose du plasma et la teinte rouge du sérum.

Comment expliquer qu'une hémoglobinémie légère corresponde, au contraire, à une hémoglobinurie très marquée ; on peut faire deux hypothèses :

Ou bien le rein est susceptible de concentrer l'hémoglobine contenue dans le plasma ;

Ou bien l'hémoglobine est partiellement mise en liberté au niveau du rein, soit qu'il y ait accumulation de l'hémoglobine pendant les jours qui ont précédé la crise, soit qu'il se produise au niveau du rein une destruction globulaire.

Aucune de ces hypothèses n'est *a priori* invraisemblable. Il existe de nombreuses substances concentrées par le rein. C'est ainsi que l'urée se trouve dans les urines à une concentration extrêmement supérieure à celle où elle est dans le milieu humoral, c'est ainsi que pour parler d'une substance colorante, le bleu de méthylène qui, après injection, ne se trouve dans le plasma qu'à l'état de dilution imperceptible, communique au contraire aux urines une teinte verte très marquée.

Il est intéressant de voir, si dans l'hémoglobinurie expérimentale, il existe une opposition analogue à celle que l'on constate dans l'hémoglobinurie humaine entre la teneur en hémoglobine des urines et du plasma.

Or, cette opposition est constante et manifeste. Pour une hémoglobinurie minima, l'hémoglobinémie est imperceptible ; pour une hémoglobinurie très importante, avec teinte rouge grenat presque noire des urines, le plasma est teinté en rose franc.

Pour une hémoglobinurie moyenne, laquelle est d'ailleurs notablement supérieure à l'hémoglobinurie humaine moyenne, le plasma est teinté en rose pâle (1). Cette expérience, outre la nouvelle analogie qu'elle établit entre l'hémoglobinurie expérimentale et l'hémoglobinurie humaine, nous paraît intéressante parce qu'elle établit deux choses : la première, c'est qu'il est inutile de supposer que l'hémoglobine est accumulée dans le rein pour expliquer l'opposition qui existe entre la teinte des urines et celle du plasma ; nous produisons, en effet, une hémoglobinurie brusque chez un animal jusque-là bien portant, chez lequel il n'y a pas lieu de parler

(1) Il ne faut pas en effet penser que l'hémoglobinurie humaine est en général très importante, malgré la teinte noire des urines. On s'aperçoit en effet que l'intensité de cette teinte est due en grande partie au dépôt très important qui, en suspension dans les urines, les rend opaques.

Après centrifugation les urines, surnageantes présentent habituellement une teinte beaucoup moins foncée.

d'accumulation d'hémoglobine dans le rein, et cependant il existe une opposition marquée constante entre la teinte du plasma et celle des urines.

Le deuxième point, c'est qu'elle montre que le rein ne se comporte pas vis-à-vis du plasma chargé d'hémoglobine à la façon d'un simple filtre. Il y a, en effet, concentration de l'hémoglobine par le rein, à moins que l'on ne suppose qu'une partie des globules ne soit détruite au niveau de cet organe.

Nous rechercherons plus loin quel est de ces deux mécanismes celui qui paraît expliquer le mieux l'anomalie constatée, contentons-nous de signaler pour l'instant, que ce mécanisme n'est pas forcément un mécanisme physiologique, c'est-à-dire que les altérations du rein nous paraissent constantes, bien que passagères au cours des diverses hémoglobinuries expérimentales et nous permet de supposer qu'il doit en être de même au cours de l'hémoglobinurie humaine.

FROID

Il existe, on le voit jusqu'ici, entre l'hémoglobinurie paroxystique humaine et l'hémoglobinurie expérimentale que l'on peut déterminer par injection de sérum hémolysant un parallélisme remarquable et à peu près complet. Cependant, l'hémoglobinurie paroxystique de l'homme comporte un facteur dont le rôle paraît indéniable bien que difficile à expliquer, c'est le froid.

On le trouve, en effet, noté dans la plupart des observations : les malades ont leurs crises en hiver, le plus souvent sous l'influence du froid humide, enfin, chose décisive, on peut, expérimentalement chez le malade, par refroidissement de la main ou du bras, déterminer une crise en tous points semblable à celle qu'ils présentent spontanément.

Expérimentalement, le rôle du froid est difficile à mettre en lumière. On sait que Donath et Landsteiner ont montré que leurs expériences étaient plus fréquentes et plus nettes lorsqu'on refroidit le mélange sérum globules à zéro degré que lorsqu'on les abandonne à l'étuve ou à la température du laboratoire.

Widal et Rostaine ont confirmé ce fait et en ont fait le point de départ d'une théorie de « l'antisensibilisatrice frileuse », sur laquelle nous reviendrons.

Nous-mêmes avons constaté que la fragilité globulaire spéciale que présentait notre malade était plus marquée après refroidissement des globules que lorsqu'ils n'avaient pas été refroidis.

Il est difficile, chez le lapin, de réaliser des expériences analogues, nous avons essayé à maintes reprises de refroidir un lapin après lui avoir injecté une dose de sérum insuffisante pour produire l'hémoglobinurie, le résultat s'est montré constamment négatif.

Dans un autre ordre d'idées et pensant que peut-être le froid n'agissait qu'en favorisant la congestion rénale chez un malade présentant une hémoglobinurie légère, nous avons refroidi des lapins après leur avoir injecté une dose d'hémoglobine insuffisante pour obtenir son passage dans l'urine, le résultat s'est montré encore négatif, ce qui confirme d'ailleurs les expériences antérieures de Camus et Pagniez, Achard et Feuillié, etc...

Il est possible cependant de montrer *in vivo* chez le

lapin que les globules rouges sont fragilisés par le refroidissement.

Pour réaliser cette expérience, il suffit de poser une ligature à la base de l'oreille d'un lapin, le lien doit être assez serré, pour empêcher la circulation en retour, on dirige alors sur l'oreille un jet de chlorure d'éthyle, il suffit, pour que l'expérience réussisse, de deux des petites ampoules employées pour l'anesthésie locale (3 centimètres cubes environ).

On incise alors la veine marginale et l'on recueille le sang dans du sérum oxalaté ou centrifugé rapidement et l'on constate que le plasma surnageant est fortement teinté en rose par l'hémoglobine. Si l'expérience n'a été réalisée que sur l'une des oreilles, l'autre oreille sert de témoin et donne un plasma parfaitement clair.

Il s'agit donc ici d'un processus d'hémolyse locale sous l'influence du froid, et cette expérience réussit même quand on se sert d'un animal neuf dont les globules n'ont pas été fragilisés au préalable à l'aide d'un sérum hémolysant. Cette expérience démontre donc : qu'un refroidissement marqué peut servir à déterminer l'hémolyse *in vivo*.

Il est donc permis de supposer qu'un refroidissement moins intense, mais plus prolongé agissant sur les globules malades de l'hémoglobinurique puisse activer la destruction globulaire et donner ainsi naissance à la crise *a frigore*.

Le froid nous semble donc agir surtout comme un agent traumatique. C'est également, pensons-nous, la façon dont agit l'acide carbonique dans les expériences de Hijmans van den Bergh.

EXPÉRIENCES JUSTIFICATIVES

Lapin n° 1. — Reçoit 10 centimètres cubes de sérum frais (recueilli une heure auparavant par saignée) dans la veine marginale de l'oreille.

L'injection est poussée lentement.

L'animal se montre inquiet, reste tapis à terre immobile et sans résistance, puis au bout de cinq minutes environ, il redevient normal.

Il est sacrifié une heure et demi après l'injection.

Les urines contenues dans la vessie sont rouges grenat un peu troubles ; après centrifugation, elles s'éclaircissent, gardant leur même couleur et le culot est formé de débris brunâtres.

Au microscope, amas granuleux teinté en jaune d'or.

Quelques globules rouges plus ou moins déformés en très petit nombre.

Le sang du lapin est recueilli en même temps dans du sérum physiologique citraté à 6 °/₀₀, le plasma est nettement teinté en rose franc ; à l'hémoglobinurie correspond donc une hémoglobinémie franche.

Lapin n° 2. — Reçoit dans la veine 5 centimètres cubes de sérum.

Présente presqu'aussitôt de la dyspnée, puis les yeux s'exorbitent ; crises épileptiformes.

Mort survenue environ cinq minutes après le débutde l'expérience.

Ni hémoglobinurie, ni hémoglobinémie.

Lapin n° 3. — Reçoit dans la veine 5 centimètres cubes de sérum humain frais.

Une demi-heure après, hémoglobinémie légère, hémoglobinurie légère.

L'urine a seulement une teinte rosée. Par centrifugation, pas de globules rouges dans le culot.

Une heure un quart après, hémoglobinémie légère.

Mais hémoglobinurie très nette (teinte rouge cerise de l'urine).

Deux heures après, hémoglobinurie encore nette.

Quatre heures après, l'hémoglobinurie diminue beaucoup.

Le lendemain, urines claires sans albumine.

Lapin n° 4. — Injection dans la veine de 2 centimètres cubes de sérum humain frais.

Une heure après, urines claires contiennent de l'albumine (réaction à la chaleur et à l'acide nitrique) et du pigment rouge brun.

Ni hémoglobinémie ni hémoglobinurie.

Lapin n° 5. — Reçoit dans la veine 4 centimètres cubes de sérum humain frais.

Trois quarts d'heure après, urines claires légèrement albumineuses.

Une heure un quart après, pas d'hémoglobinémie, très légère hémoglobinurie.

Deux heures après, il ne persiste qu'une albuminurie assez intense.

Lapin n° 6. — Injection dans la veine de 5 centimètres cubes 1/2 de sérum humain frais.

Un quart d'heure après, urines claires.

Trois quarts d'heure après, légère hémoglobinémie, légère hémoglobinurie (teinte rose de l'urine).

Une heure un quart après, hémoglobinémie légère, hémoglobinurie franche (d'autant plus nette que les urines du lapin sont abondantes).

Le lendemain, urines claires, traces d'albumine.

Lapin n° 7. — Injection de 4 centimètres cubes de sérum frais. Un quart d'heure après, albuminurie.

Une heure après, hémoglobinémie insignifiante, très légère hémoglobinurie (réaction de Meyer et de Weber très nettement positive).

Lapin n° 8. — Reçoit dans la veine 5 centimètres cubes de sérum humain frais.

Une heure après hémoglobinémie nette.

Hémoglobinurie très intense ; les urines sont extrêmement foncées, très troubles, après centrifugation, elles s'éclaircissent, mais restent presque brunes, c'est seulement par addition d'une quantité de sérum physiologique, au moins égal à leur volume, qu'elles prennent la teinte rouge cerise habituelle. Le culot très important ne comporte pas de globules rouges.

Lapin n° 9. — Reçoit 5 centimètres cubes de sérum humain frais.

Un quart d'heure après, urines claires sans albumine.

Une heure après, urines claires, mais réaction de Meyer très faiblement positive, donc trace légère d'hémoglobine dans les urines.

Deux heures après, urines jaunes un peu plus foncées, réaction de Meyer très nettement positive.

Lapin n° 10. — Injection de 5 centimètres cubes de sérum humain frais dans la veine. Hémoglobinémie légère ; grosse hémoglobinurie.

Lapin n° 11. — Injection de 5 centimètres cubes de sérum humain frais.

Hémoglobinémie, grosse hémoglobinurie.

Le sérum humain a été recueilli fraîchement, chauffé aussitôt pendant 20 minutes à 56° au bain marie, on constatait alors qu'il était incapable d'hémolyser les globules de lapin, mais qu'il était facilement réactivable par du complément frais de cobaye.

Lapin n° 12. — Reçoit dans la veine 10 centimètres cubes de sérum humain chauffé. Une demi-heure après, hémoglobinémie légère.

Trois quarts d'heure après, hémoglobinurie nette. L'hémoglobinurie croît rapidement d'intensité, elle est maximun une heure 1/2 après l'injection de sérum. Il s'agit d'une hémoglobinurie pure sans hématurie. L'urine a cependant, au premier abord, un aspect brunâtre opaque rappelant beaucoup celui des urines hématuriques.

Après centrifugation prolongée, il se forme un épais culot dont le fond est jaune vert, formé d'urates et de phosphates, et la superficie est plus brune.

Au microscope, on trouve quelques cellules rondes épithéliales, quelques globules rouges en nombre insignifiant et des débris granuleux, jaune d'or, tantôt en masse informe, tantôt réunis en cylindre, donnant l'aspect classique des cylindres granuleux des urines néphrétiques mais beaucoup plus teintés. Si on lave à plusieurs reprises dans l'eau salée ces débris granuleux, on constate qu'ils ne sont modifiés ni dans leur aspect, ni dans leur couleur.

Si on traite ces débris granuleux par le ferrocyanure de potassium et qu'ensuite on les plonge dans l'eau acidulée par l'acide chlorhydrique, ils ne donnent pas la réaction des sels ferriques.

Lapin n° 13. – Reçoit dans la veine 12 centimètres cubes de sérum humain chauffé.

Hémoglobinémie légère, hémoglobinurie franche.

Lapin n° 14. — Reçoit dans la veine 25 centimètres cubes de sérum humain chauffé.

L'injection est poussée très lentement, on s'arrête au bout de cinq minutes pour reprendre ensuite très doucement ; l'injection est bien supportée, elle a duré en tout sept à huit minutes.

Un quart d'heure après, hémoglobinémie légère, hémoglobinurie déjà franche.

Une heure après, l'hémoglobinémie est nette, mais peu intense, surtout en proportion de l'hémoglobinurie qui est énorme. Les urines sont presque noires.

Deux heures après les urines sont rouge cerise et extrêmement abondantes, il semble qu'il y ait une polyurie très marquée.

Quatre heures après, l'hémolyse persiste encore Les urines sont encore nettement rouges.

Le lendemain matin, les urines sont encore foncées ; elles donnent la réaction de Meyer, au spectroscope, on constate le spectre de l'oxyhémoglobine. Comme aspect, ces urines rappellent beaucoup celles de l'hémoglobinurie humaine.

Le surlendemain, les urines sont jaunes, ne contiennent ni hémoglobine, ni albumine, par l'acide nitrique pigment rouge brun, pas de pigment biliaire.

Lapin n° 15. – Reçoit dans la veine 8 centimètres cubes de sérum humain chauffé.

Une heure après, pas d'hémoglobinémie ; urines jaunes un peu foncées très albumineuses, pas d'hémoglobinurie.

Lapin n° 16. — Reçoit dans la veine 15 centimètres cubes de sérum chauffé ; il meurt cinq minutes après. Le sang est recueilli dans du sérum oxalaté, le plasma a une teinte rose assez nette. pas d'hémoglobinurie.

Lapin n° 17. — Reçoit dans la veine 25 centimètres cubes de sérum chauffé, l'injection est poussée très lentement en vingt minutes. Elle est très bien supportée. L'animal ne présente aucun malaise.

Dix minutes après la fin de l'injection, hémoglobinémie assez intense, hémoglobinurie très intense.

Le sérum, lorsqu'on laisse la coagulation se faire normalement, est rouge cerise.

(Expérience identique à celle du lapin n° 14).

Lapin n° 18. — Reçoit 25 centimètres cubes de sérum humain chauffé (Même résultat que les n°s 14 et 17).

Lapin n° 19. — Reçoit dans la veine 10 centimètres cubes de sérum chauffé. Une heure après, hémoglobinémie légère, hémoglobinurie franche.

Lapin n° 20. — Même expérience que le n° 19.

Il résulte de ces diverses expériences :

1° Qu'une injection de sérum humain frais dans la veine d'un lapin provoque une hémoglobinurie.

15 centimètres cubes de sérum poussés sans précaution amènent la mort de l'animal.

10 centimètres cubes sont bien tolérés et entraînent une hémoglobinémie assez intense et une forte hémoglobinurie.

5 centimètres cubes provoquent une légère hémoglobinémie et une hémoglobinurie franche.

4 centimètres cubes provoquent encore habituellement une hémoglobinurie appréciable, certains sérums peu actifs peuvent, dès cette dose, ne donner lieu qu'à une simple crise d'albuminurie.

2 à 4 centimètres cubes ne provoquent pas chez l'animal d'hémoglobinémie appréciable à l'œil, on trouve fréquemment dans les urines la présence d'hémoglobine à l'aide du réactif de Meyer, et toujours de l'albumine en quantité appréciable.

L'albumine précède toujours, lorsqu'on a su la rechercher à temps, l'apparition d'hémoglobine.

L'injection de sérum frais chauffé à 56° provoque à dose convenable les mêmes phénomènes.

Pour 8 centimètres cubes, on voit apparaître une hémoglobinémie légère avec hémoglobinurie.

La dose de 25 centimètres cubes, injectée lentement dans la veine, permet d'obtenir des hémoglobinuries très intenses et prolongées. L'albuminurie persiste un ou deux jours après disparition de l'hémoglobinurie.

Cette dernière technique nous paraît préférable à l'injection de sérum frais.

A dose minime, l'injection de sérum provoque donc de simples crises albuminuriques semblables aux crises frustres de l'hémoglobinurie paroxystique.

Au lendemain d'une crise d'hémoglobinurie par injection de sérum, les urines contiennent très exceptionnellement de l'hémoglobine, fréquemment de l'albumine; elles sont généralement plus foncées que normalement; par l'acide nitrique elles donnent la réaction du pigment rouge brun, mais soit par la méthode de Gmelin, soit par celle de Grimbert, jamais il ne nous a été possible d'y déceler la présence de pigments biliaires.

RÉSISTANCE GLOBULAIRE.

Lapin n° 1. — Ayant reçu 10 centimètres cubes de sérum frais. La résistance globulaire est recherchée par la méthode des hématies déplasmatisées.

Avant l'injection. hémolyse initiale.................... 0.44
— hémolyse totale.................... 0,34
Deux heures après l'injection, hémolyse initiale...... 0,48
— hémolyse totale......... 0,38

Lapin n° 12. — Lapin ayant reçu 10 centimètres cubes de sérum chauffé.

Avant l'injection, hémolyse initiale.................... 0.45
— hémolyse totale.................... 0,35
Deux heures après, hémolyse initiale.............. 0,48
— hémolyse totale. 0,35

Lapin n° 5 *bis*. — A reçu deux fois du sérum humain (la veille et l'avant-veille).

Hémolyse initiale. 0,58

Lapin n° 9 *bis*. — A reçu 3 centimètres cubes de sérum frais.

Avant l'injection, hémolyse initiale.................. 0,44
— hémolyse totale.................. 0,34
Une heure après, hémolyse initiale.................. 0,50
— hémolyse totale.................. 0,40

Lapin n° 5. — A reçu 4 centimètres cubes de sérum frais.

Avant l'injection, résistance globulaire normale.

Après l'injection, hémolyse initiale................. 0,51
— hémolyse totale. 0,40

Lapin n° 0. — Ayant reçu du sérum à trois reprises différentes. On lui injecte à nouveau 6 centimètres cubes de sérum frais.

Avant la crise, hémolyse initiale...................... 0,41
— hémolyse totale...................... 0,38
Après la crise, hémolyse initiale...................... 0,56
— hémolyse totale...................... 0,41

Lapin n° 14. — A reçu 25 centimètres cubes de sérum chauffé.

Avant l'injection, hémolyse initiale.................. 0,46
— hémolyse totale.................. 0,36

Une heure après, hémolyse initiale................ 0,53
— hémolyse totale................. 0,41
Le lendemain, hémolyse initiale.................. 0,48
— hémolyse totale................. 0,36

Lapin n° 15. — A reçu 8 centimètres cubes de sérum chauffé.
Avant l'injection, hémolyse initiale.................. 0.46
— hémolyse totale................. 0,36
Deux heures après, hémolyse initiale.................. 0,54
— hémolyse totale................. 0,41

Lapin n° 17. — A reçu 25 centimètres cubes de sérum chauffé.
Avant la crise, hémolyse initiale.................. 0,44
— hémolyse totale................. 0,34
Après la crise, hémolyse initiale.................. 0,56
— hémolyse totale................. 0,46
Le lendemain, hémolyse initiale.................. 0,51
— hémolyse totale................. 0,41

La résistance globulaire est donc régulièrement diminuée après l'injection d'un sérum hémolytique chez le lapin. Diminution peu importante qui oscille suivant les doses employées, de 0,4 à 0,10 et persiste en général de vingt-quatre à quarante-huit heures.

Numération des globules

Lapin n° 8. — Ayant reçu 5 cc. de sérum humain frais.
Numération avant l'injection.............. 4 700.000 globules.
Une heure après l'injection.............. 2.800.000 globules.
Le lendemain matin.............. 2.250.000 globules.
Pas de modification de la formule leucocytaire.

Lapin n° 9. — Ayant reçu 2 centimètres cubes de sérum frais. Hémoglobinurie appréciable par le réactif de Meyer.
Numération avant l'injection.............. 4.800 000 globules.
Deux heures après l'injection.............. 4.500.009 globules.

Lapin n° 9 *bis*. — Ayant reçu 10 cc. de sérum chauffé.
Avant l'injection.............. 4.600.000 globules.
Deux heures après l'injection.............. 3.160.000 globules.

Lapin n° 11. — Ayant reçu 25 cc. de sérum chauffé.

Avant l'injection .... 4.650.000 globules.
Deux heures après l'injection.. .... 2.400.000 globules.

On peut donc, par injection de sérum humain frais ou chauffé, provoquer rapidement des destructions globulaires presque proportionnelles à la quantité de sérum injecté et allant du chifre 300.000 à 2.000.000 de globules rouges.

Recherche du phénomène de Donath et de Landsteiner et de la fragilité globulaire spéciale

Lapin n° 12. — Ayant reçu dans la veine 10 centimètres cubes de sérum chauffé, crise hémoglobinurique intense.

On recueille dans la veine du lapin opposé à celle où a été faite l'injection :

Du sérum du lapin hémoglobinurique ;

Du sérum de lapin normal ;

Des globules du lapin malade ;

Des globules normaux ;

Du complément frais de cobaye.

Voici un tableau résumé de l'expérience pratiquée avec ou sans refroidissement préalable à 0° pendant une demi-heure.

Tubes	1	2	3	4	5	6	7	8
Sérum normal...........	5	5						
Sérum hémoglobinurique.					5	5	5	
Globules normaux.........	5	5	5		5	5		
Globules hémoglobinuriques				5			5	5
Complément frais de cobaye		3	3	3		3		3
Résultats...........	0	0	0	0	0	0	0	0

En résumé, le mélange globules malades sérum normal, aussi bien que le mélange sérum malade globules normaux, n'amène pas d'hémolyse ; il nous est donc impossible chez ce lapin de reproduire le phénomène de Donath et Landsteiner ou la fragilité globulaire spéciale.

En outre, les globules du lapin malade ne sont pas hémolysés en présence de complément.

Lapin n° 14. — Ayant reçu 25 centimètres cubes de sérum chauffé. Même technique que dans l'expérience précédente.

Tubes	1	2	3	4	5	6	7	8
Sérum normal...........	5	5		5				
Sérum hémoglobinurique.					5	5	5	
Globules normaux.........	5	5	5		5	5		
Globules hémoglobinuriques							5	5
Complément frais de cobaye		3	3	3		3		3
Résultats.................	0	0	0	H	0	0	0	H

Dans cette expérience où l'on a introduit dans la circulation une quantité très grande d'hémolysine, les résultats sont différents de la précédente.

L'hémolyse s'est produite dans tous les tubes où se trouvaient les globules du lapin hémoglobinurique et le complément. Ces globules se sont donc comportés comme s'ils étaient sensibilisés. Par contre, le sérum du lapin même normal n'a pu les hémolyser, probablement en raison de sa pauvreté bien connue en complément.

De même le sérum du lapin malade s'est montré complètement inactif, il ne contenait donc plus d'hémolysine. Pour en être certain, nous l'avons employé à plus forte dose.

Sérum malade XX gouttes + globules malades 0 hémolyse.

Sérum malades XX gouttes + globules normaux 0 hémolyse.

L'hémolysine introduite dans la circulation avait donc été fixée entièrement sur les globules, elle en avait détruit un grand nombre et sensibilisé la plupart.

Il faut noter en outre que l'hémolyse en présence de complément a été assez lente, s'est faite progressivement et n'était pas totale après un séjour des tubes de trois quarts d'heure à l'étuve.

Lapin n° 17. — Ayant reçu 5 centimètres cubes de sérum chauffé dans la veine. Même expérience que le lapin n° 14.

Hémolyse des globules malades en présence de complément sérum du lapin inactif, sérum normal de lapin incapable d'hémolyser les globules malades.

Lapin n° 18. — Même résultat.

Lapin n° 3. — Ayant reçu 5 centimètres cubes de sérum frais. Même expérience que le n° 12.

Les globules de lapin ne semblent point sensibilisés, n'hémolysent pas en présence de complément, le sérum est dénué de propriétés hémolysantes.

Lapin n° 6. — Ayant reçu 6 centimètres cubes de sérum frais. Même résultat.

En résumé, lorsqu'on injecte dans la circulation d'un lapin un sérum hémolysant, celui-ci se fixe immédiatement sur les globules et les détruit à l'aide du complément contenu dans le plasma. L'hémolysine ainsi injectée ne peut donc, en général, se retrouver ni dans le sérum, ni fixée sur les globules.

C'est seulement lorsqu'on injecte un très grand excès de sérum, et il faut alors employer du sérum chauffé en raison de sa moindre toxicité, que l'on retrouve cette hémolysine fixée sur les globules qui n'ont pas été détruits et qui se comportent comme des globules sensibilisés. Dans tous les cas, l'hémolysine n'a pu être retrouvée dans le sérum.

Lapin n° 21. — Injection de 8 centimètres cubes de sérum humain frais dans le péritoine d'un lapin.

Les urines, examinées d'heure en heure, restent claires et ne présentent pas d'albumine.

Pas d'hémoglobinémie.

Lapin n° 22. — Reçoit 10 centimètres cubes de sérum frais intra-péritonéal. Même résultat que dans l'expérience précédente.

Lapin n° 23. — On recueille environ 25 centimètres cubes de sang de lapin qui sont hémolysés dans 50 centimètres cubes d'eau distillée, ramenés à l'isotonie et longuement centrifugés. On les injecte dans le péritoine du lapin.

Une heure après, hémoglobinémie légère mais nette.

Hémoglobinurie franche sans hématurie.

Lapin n° 24. — Même expérience, même résultat.

Chien n° 1. — Reçoit dans la veine 25 centimètres cubes de sang de lapin défibriné : l'injection est bien supportée.

Le plasma est recueilli de demi-heure en demi-heure, les urines également à l'aide d'une sonde à demeure.

Pas d'hémoglobinémie.

Pas d'hémoglobinurie.

Urines claires sans albumine.

Chien n° 2. — Même expérience.

Même résultat.

FROID

Lapin n° 62. — Reçoit dans la veine 7 centimètres cubes de sérum chauffé. Une heure après, ni hémoglobinémie, ni hémoglobinurie.

On place alors le lapin dans un bain d'eau froide à 5° et on le laisse une demi-heure.

Pas d'hémoglobinurie.

Lapin n° 63. — Reçoit dans la veine 3 centimètres cubes de sérum frais. Une heure après, urines claires albumineuses sans hémoglobine.

On place le lapin dans un bain d'eau froide à 8° pendant vingt minutes.

Pas d hémoglobinurie.

Lapin n° 64. — Même expérience. Pas d'hémoglobinurie.

Lapin n° 62 *bis*. — Reçoit dans la veine 1 centimètre cube de son sang hémolysé.

Une heure après, pas d'hémoglobinémie. Urines albumineuses. Pas d'hémoglobinurie. On refroidit alors le lapin en le plongeant une demi-heure dans un bain d'eau froide à 8°.

Aucune modification ni du sérum ni des urines.

Lapin n° 63 *bis*. - Reçoit 3 centimètres cubes de sang hémolysé. Une demi-heure après on refroidit le lapin comme précédemment.

Hémoglobinémie légère. Hémoglobinurie.

Rien de spécial à noter, le froid n'a en rien modifié l'expérience.

Lapin n° 64 *bis*. — Injection dans la veine de 1/10 de centimètre cube de la solution d'azotate d'urane.

Une heure après, albuminurie abondante dans l'urine. Une heure et demie après l'injection de 1 centimètre cube d'hémoglobine, on plonge le lapin une demi-heure dans l'eau froide. Pas de modification des urines.

Lapin n° 65. — On lie avec soin au moyen d'une fine sonde de caoutchouc l'oreille du lapin à sa base, de façon à empêcher la circulation en retour.

On refroidit ensuite énergiquement cette oreille sur toute sa surface, pendant cinq minutes environ, avec un jet de chlorure d'éthyle. On emploie deux des petits tubes usités pour l'anesthésie locale. Au bout de cinq minutes, on recueille le sang de l'oreille refroidie par section de la veine médiane de l'oreille dans du sérum oxalaté.

Comme point de comparaison, on recueille dans les mêmes conditions le sang de l'autre oreille.

Après centrifugation, on constate que le plasma de l'oreille refroidie est franchement teinté en rouge cerise. Le plasma de l'autre oreille témoin est absolument incolore.

Les doses employées sont les suivantes :

10 gouttes de sang pour 2 centimètres cubes de sérum oxalaté.

Une demi heure après que la circulation a été rétablie dans l'oreille refroidie, on fait une nouvelle prise de sang.

Le plasma ainsi obtenu est très légèrement teinté. Il existe donc une hémoglobinémie très légère.

Les urines sont examinées à plusieurs reprises : à aucun moment elles ne contiennent ni albumine ni hémoglobine.

Lapin n° 56. — On fait au lapin, dans la veine d'une oreille, une injection de 10 centimètres cubes de sérum humain chauffé.

Un quart d'heure après, on lie avec soin l'oreille opposée à celle où a été faite l'injection, et on la refroidit au chlorure d'éthyle, comme il a été dit dans l'expérience précédente.

On recueille le sang des deux oreilles.

Hémoglobinémie très franche (identique à celle obtenue pour le lapin n° 65) pour l'oreille refroidie.

Hémoglobinémie légère pour l'autre oreille.

Lapin n°s 67 et 68. — Même expérience que le lapin n° 65.

Lapin n°s 69 et 70. — Même expérience que le lapin n° 90.

Dans les quatre cas, même hémoglobinémie très intense dans le plasma des oreilles refroidies ; elle n'est pas plus marquée chez les lapins qui ont reçu du sérum chauffé et ont eu de l'hémoglobinurie.

On voit donc que le froid peut suffire à lui seul à provoquer localement une hémoglobinémie très appréciable ; il ne semble pas, par contre, avoir d'action favorisante pour faciliter, dans le cas d'injection de sérum ou d'hémoglobine, le passage de l'hémoglobine au niveau du rein.

Il semble donc agir plutôt en fragilisant les globules ou en favorisant l'hémolyse de globules déjà fragiles.

DEUXIÈME PARTIE

ROLE DES VISCÈRES DANS L'HÉMOGLOBINURIE PAROXYSTIQUE

Nous avons essayé d'établir dans la première partie de ce travail l'existence d'une lésion sanguine à la base de toute crise d'hémoglobinurie paroxystique, mais il faut maintenant rechercher si cette lésion sanguine suffit à elle seule à expliquer l'apparition d'hémoglobine dans les urines et nous sommes conduits à étudier maintenant le rôle des viscères dans l'hémoglobinurie paroxystique. Que devient l'hémoglobine mise en liberté dans la circulation ? Nous avons vu qu'elle était éliminée par le rein, absorbée et transformée par la rate et le foie.

Dans un premier chapitre, nous envisagerons le rôle du rein dans l'hémoglobinurie paroxystique.

Un deuxième chapitre sera consacré au rôle de la rate. Celui-ci pouvant être considéré à un double point de vue :

1° Rôle de la rate chargée d'éliminer l'hémoglobine en circulation ;

2° Rôle de la rate et accroissement des autres viscères dans la production des hémolysines.

Enfin, un troisième chapitre sera consacré au rôle du foie.

I

Rôle du rein

Les diverses théories qui font jouer au rein un rôle prépondérant dans la crise d'hémoglobinurie paroxystique s'appuient :

1° Sur les signes cliniques d'origine rénale dont nous avons établi l'existence précédemment ;

2° Sur les rares autopsies faites pendant la crise d'hémoglobinurie paroxystique, dans lesquelles il existait des lésions de cytolyse des tubes contournés et une infiltration hémoglobinurique des cellules rénales ;

3° Sur la dissociation qui existe entre l'hémoglobinémie souvent inappréciable et l'hémoglobinurie toujours très marquée ;

4° Sur la coexistence d'hématurie et d'hémoglobinurie.

Théoriquement, il semble relativement simple de chercher à vérifier si réellement les lésions rénales jouent un rôle dans l'hémoglobinurie. On peut, en effet, supposer qu'il suffit pour cela de voir si des lésions rénales artificielles favorisent ou empêchent la production d'une hémoglobinurie expérimentale. Nous avons cherché à vérifier sur ce point les expériences des auteurs.

Nous exposerons tout d'abord ce que nous avons constaté et nous discuterons ensuite la portée de ces expériences et les résultats que l'on peut en tirer.

Dans une première série d'expériences, nous avons injecté de l'hémoglobine dans la circulation et étudié la façon dont elle est éliminée par un rein supposé normal.

Dans une deuxième série d'expériences, nous avons étudié l'action que peuvent avoir diverses substances sur le passage de l'hémoglobine dans le rein.

Ces substances sont les unes susceptibles simplement de modifier la sécrétion urinaire (substances diurétiques telles que l'urée, les sucres, le sulfate de soude, le chlorure de sodium en solutions hypertoniques).

Les autres susceptibles de créer une lésion rénale, sublimé, azotate d'urane, albumine hétérogène.

Nous avons ensuite associé à l'action des substances néphrotoxiques celles des diurétiques.

Enfin, nous avons cherché à voir si le froid modifiait l'action de ces diverses substances.

INJECTION D'HÉMOGLOBINE

Lorsqu'on injecte dans la circulation d'un lapin de l'hémoglobine, on obtient des résultats un peu différents suivant les cas.

L'animal meurt fréquemment aussitôt après de telles injections, si l'on ne prend certaines précautions.

C'est là une difficulté dont nous ne parlerions pas, si elle n'avait donné lieu à de nombreuses controverses (1).

Les auteurs avaient attribué la mort des animaux à des causes diverses, les uns ont invoqué la toxicité des

(1) Le lapin présente d'ailleurs, à cet égard, une susceptibilité particulière; le chien, au contraire, supporte fort bien les injections d'hémoglobine.

sels de potasse contenus dans le sang du lapin, les autres la toxicité des lipoïdes mis en liberté lorsqu'on pratique la dissolution des globules rouges. En réalité, il n'en est rien et nos expériences nous ont amené aux conclusions suivantes, identiques à celles de Levy, de Budapest, dans son remarquable travail sur les lésions rénales provoquées par l'hémoglobinurie expérimentale.

Ce sont les déchets de stromas globulaires qui entraînent la mort de l'animal par suite d'une centrifugation insuffisante ; il est donc facile d'y remédier en prolongeant systématiquement la centrifugation et nous avons vu qu'en laissant le sang dissous pendant un quart d'heure dans une centrifugeuse à tour rapide, on se met à l'abri de la cause d'erreur ; le lapin supporte parfaitement l'injection d'une dose d'hémoglobine qui, non centrifugée, aurait entraîné sa mort.

L'hémoglobine a d'ailleurs sa toxicité propre, nous en étudierons plus loin les effets, mais il est certain que dans les conditions d'expérience où se sont placés les auteurs, c'est à une insuffisance de centrifugation qu'il faut attribuer la mort de l'animal.

L'addition de chlorure de sodium ou de sulfate de soude facilite la centrifugation et la rend sensiblement plus rapide. Nous nous sommes contentés, en général, d'injecter une hémoglobine longuement centrifugée ; le résultat de nos expériences permet de distinguer deux groupes de faits.

Dans un premier ordre de faits, il se produit à la fois une hématurie et une hémoglobinurie, l'importance de l'hématurie est variable suivant les cas, elle peut être aussi importante que l'hémoglobinurie, dans ce cas, il est fréquent de constater l'évolution suivante du phénomène.

Dans un premier temps, l'hématurie l'emporte sur l'hémoglobinurie, l'urine sanglante centrifugée reste d'une couleur simplement rose.

Dans un deuxième temps, l'hématurie et l'hémoglobinurie sont parallèles.

Dans un troisième temps enfin, qui survient en général chez le lapin assez tardivement au bout d'une demi-heure à trois quarts d'heure, l'hémoglobinurie l'emporte de beaucoup sur l'hématurie et peut devenir presque pure.

Il est à remarquer que les hémoglobines que l'on vend dans le commerce sous le nom d'hémoglobine cristallisée déterminent des hématuries plus abondantes que celles provoquées par les hémoglobines que l'on prépare soi-même en dissolvant des globules rouges soigneusement blasés.

Dans une deuxième série d'expériences, en nombre à peu près égal aux précédentes, l'hématurie est purement histologique, c'est-à-dire que c'est seulement après centrifugation que l'on constate au microscope la présence de globules rouges peu nombreux. Nous n'avons que rarement, il est vrai, pu observer par cette méthode des hémoglobinuries absolument pures.

Dans tous les cas, l'urine se montre riche en débris granuleux de couleur jaune semblables à ceux que l'on trouve dans l'hémoglobinurie paroxystique humaine.

La dose à laquelle on peut obtenir par injection intravasculaire d'hémoglobine, chez le lapin l'hémoglobinurie est variable, dans certains cas, il faut dissoudre 4 et 5 centimètres cubes de sang de l'animal en expérience (lapin) pour obtenir les phénomènes. Dans la règle, il suffit d'hémolyser 2 centimètres cubes de sang pour l'obtenir.

Nous arrivons ainsi aux chiffres de 1/50me du poids du sang très analogue par conséquent au chiffre de 1/57me donné par Camus et Pagniez, et de 1/60me donné antérieurement par Ponfick.

Au-dessous de cette dose, le passage de l'hémoglobine est exceptionnellement appréciable à l'œil, il y a cependant souvent hémoglobinurie chimique décelable par les réactifs de Weber ou de Meyer.

ACTION DES SUBSTANCES DIURÉTIQUES

Nous avons cherché à voir si l'injection de substances diurétiques ou de susbtances nocives pour le rein favorisaient le passage de l'hémoglobine.

Nous avons essayé le sulfate de soude, le glucose, le saccharose, l'urée.

Sulfate de soude. — On obtient en injectant 2 cent. cubes de sang dissous dans 10 cent. cubes d'eau distillée et additionné de 2 grammes de sulfate de soude de fort belles hémoglobinuries, il nous avait paru, tout d'abord, que peut-être le sulfate de soude favorisait le passage de l'hémoglobine, cette action n'est qu'apparente, l'adjonction de sulfate de soude facilite seulement la précipitation de substances probablement toxiques, elle favorise comme nous l'avons vu la centrifugation et diminue ainsi le nombre de causes d'erreurs. Mais le seuil du passage de l'hémoglobine demeure le même et pour 1 cent. cube de sang dissous on n'obtient avec ou sans sulfate de soude aucune hémoglobinurie, les mêmes expériences répétées avec les sucres, glucose, lactose ou saccharose avec l'urée sont également négatives et dans tous les cas le passage de l'hémoglobine n'est nullement favorisé par l'adjonction de substances diurétiques.

ACTION DES SUBSTANCES NÉPHROTOXIQUES

Nous avons eu tout d'abord quelques échecs dans ce genre d'expérience, les néphrites que l'on détermine expérimentalement par l'azotate d'urane et surtout le sublimé s'accompagnent en effet volontiers d'anurie. Il n'est pas rare dans ces conditions que l'animal meurt au moment de l'injection d'hémoglobine ou présente une hématurie explicable surtout par la lésion rénale antérieure.

Quoi qu'il en soit, le passage de l'hémoglobine n'est nullement favorisé. Voici la technique que nous avons suivie et qui nous a paru fournir les résultats les plus probants.

Azotate d'urane. — On injecte dans la circulation 1/10e de centimètre cube d'azotate d'urane à 1 °/₀. Cette injection détermine une néphrite importante. L'albuminurie apparaît au bout d'une heure environ. Cette néphrite ne détermine d'anurie qu'à la dernière période en général, l'animal meurt au bout de huit à dix jours après le début des accidents.

Dans ces conditions, quelle que soit le moment où l'on pratique l'injection d'hémoglobine : immédiatement après l'injection d'azotate d'urane, au bout d'un certain temps, ou dans les jours qui suivent, le passage de l'hémoglobine ne se trouve ni favorisé ni contrarié par la lésion rénale.

A côté de ces substances néphro-toxiques, nous rangeons les albumines hétérogènes dont nous avons étudié également l'action.

Il était en effet possible, à priori, que de telles albumines, en traversant le rein déterminent un trouble de la filtration rénale à la faveur duquel l'hémoglobine passerait plus facilement.

Nous avons donc injecté de l'ovalbumine à des doses variant de 1 centimètre cube à 2 centimètres cubes ; on obtient ainsi une albuminurie considérable, mais l'injection consécutive d'hémoglobine ne produit pas d'hémoglobinurie plus importante que celle pratiquée chez un animal sain.

De même après injection de sérum antidiphtérique, on obtient un résultat identique : l'hémoglobinurie n'est modifiée ni dans son seuil, ni dans son intensité.

ACTION COMBINÉE DE SUBSTANCES DIURÉTIQUES ET NÉPHROTOXIQUES

Une dernière hypothèse subsiste. Il est possible qu'il faille pour produire l'hémoglobinurie, l'association d'une lésion rénale et de la congestion avec hypersécrétion, que détermine les diurétiques.

Nous avons, dans cet ordre d'idée, injecté à maintes reprises et en variant l'ordre des injections, les substances néphrotoxiques (azotate d'urane, albumine hétérogène et les substances diurétiques à un même animal).

L'injection consécutive d'hémoglobine n'a pas entraîné

d'hémoglobinurie différente de celle que l'on observe chez les animaux non préparés.

ROLE DU FROID

Nous nous sommes enfin préoccupés de savoir si le rôle du refroidissement si net dans l'hémoglobinurie paroxystique humaine, ne tient pas précisément à ce que le froid favorise le passage de l'hémoglobine au niveau du rein.

Cette expérience avait d'ailleurs déjà été tentée par MM. Camus et Pagniez, et avait conduit ces auteurs à des résultats négatifs.

Nous l'avons répétée de la façon suivante :

On injecte à un lapin 1 centimètre cube de son sang hémolysé, dose qui, nous le savons, est insuffisante pour provoquer par elle-même une hémoglobinurie. On plonge ensuite l'animal dans un bain froid à 10°, on le laisse pendant 10 minutes, et on recueille ensuite ses urines. Le passage de l'hémoglobine n'est en rien modifié par le refroidissement, une dose d'hémoglobine insuffisante n'entraîne pas d'hémoglobinurie, une dose suffisante entraîne une hémoglobinurie proportionnelle à cette dose.

Il était possible que l'influence du froid se manifeste sur un rein altéré, nous avons donc déterminé au préalable une lésion rénale à l'aide de l'azotate d'urane, et nous avons répété ensuite la même expérience que ci-dessus, les résultats ont été exactement superposables.

En résumé, il résulte de ces diverses expériences que ni les substances diurétiques, ni les substances néphrotoxiques, ni le refroidissement, ni les actions combinées de ces divers facteurs ne favorisent ou n'empêchent le passage de l'hémoglobine injectée dans la circulation.

Nous avons répété à l'aide de sérums hétérolysants, toute la série d'expériences que nous venons de résumer. L'hémoglobinurie obtenue par injection de sérum, ne s'est pas montrée plus modifiée par le bain froid ou les altérations rénales que l'hémoglobinurie par injection d'hémoglobine.

Un point cependant reste à retenir, c'est que si le refroidissement généralisé ne favorise pas l'hémoglobinurie produite par injection de sérum hétérolysant, nous avons vu, par contre, que le refroidissement intense et local obtenu à l'aide du chlorure d'éthyle, est susceptible de détruire *in vivo* les globules dans l'oreille du lapin.

Sans prétendre que ce phénomène explique le rôle du froid dans l'hémoglobinurie, il est permis de penser qu'il suffit à montrer l'action fragilisante locale que le froid peut exercer sur les hématies. Il nous faut discuter maintenant le résultat de ces expériences.

Il semblerait au premier abord que l'on puisse en déduire de façon absolue que le rein n'entre pour rien dans la pathogénie de l'hémoglobinurie, puisque les lésions artificielles que l'on détermine sur le rein, ne favorisent en rien le phénomène, qu'on le produise par injection d'hémoglobine ou par injection de sérum.

Mais cette conclusion ne tient aucun compte de la toxicité propre de l'hémoglobine sur le rein.

La présence de l'hémoglobine dans la circulation rénale suffit amplement à provoquer une lésion rénale, on fait donc en injectant une deuxième substance néphrotoxique une expérience inutile puisqu'on surajoute à une lésion déjà existante une deuxième lésion qui constitue en quelque sorte un pléonasme.

La preuve de cette altération rénale est facile à donner par le seul examen des expériences.

TOXICITÉ DE L'HÉMOGLOBINE POUR LE REIN

L'injection d'hémoglobine provoque dans un grand nombre de cas de l'hématurie, et cette hématurie peut être importante au point de dépasser l'hémoglobinurie.

Quand on injecte une dose insuffisante d'hémoglobine, il ne se produit pas d'hémoglobinurie, et cependant la lésion rénale existe, car on constate en pareil cas une albuminurie plus ou moins importante, ce n'est donc pas le passage de l'hémoglobine qui détermine la lésion, c'est la présence de l'hémoglobine dans la circulation.

Lorsque chez le lapin, on injecte de l'hémoglobine ou que par injection d'un sérum on provoque de l'hémoglobinurie, l'albuminurie précède l'hémoglobinurie et persiste une fois l'hémoglobinurie terminée.

La lésion rénale précède donc le passage de l'hémoglobine et persiste une fois que le passage de celle-ci est achevé. Il arrive même fréquemment que lorsqu'on produit une hémoglobinurie par injection de sérum, l'hémoglobinurie présente un retard très notable sur l'albuminurie.

Ceci ne constitue pas évidemment une preuve absolue mais permet cependant de croire que la lésion rénale est nécessaire pour que l'hémoglobine puisse passer.

Étude histologique

On peut d'ailleurs donner une preuve plus décisive de l'existence de la lésion rénale, en pratiquant l'examen histologique des reins pendant et après la crise d'hémoglobinurie expérimentale.

Cet examen a déjà été pratiqué par MM. Achard et Feuillié, dans les hémoglobinuries déterminées par injection d'hémoglobine.

Ces auteurs ont trouvé de la congestion vasculaire avec congestion glomérulaire ; souvent hémorrhagie glomérulaire et intertubulaire, on voit une masse acidophile granuleuse, contenant des globules rouges plus ou moins reconnaissables dans la cavité glomérulaire.

Les tubes contournés présentent de la vacuolisation du protoplasma avec noyaux picnotiques, certains contiennent des cylindres de substance granuleuse englobant les hématies semblables à ceux que l'on trouve dans la cavité du glomérule.

Il en est en effet généralement ainsi dans les hémoglobinuries que l'on provoque par injection d'hémoglobine, mais les lésions hémorragiques sont beaucoup plus importantes dans ces cas que celles que l'on obtient par injection de sérum hétérolitique. Ce qui domine ici, c'est, d'une part, la congestion vasculaire, de l'autre, la lésion des tubes contournés. Les artérioles rénales sont en effet distendues par les globules rouges, le glomérule lui-même est distendu et vient s'accoler à la capsule de Bowmann. La cavité glomérulaire ne contient généralement pas de globules rouges, mais parfois quelques débris granuleux qui se teintent fortement par l'éosine.

Les tubes contournés présentent des lésions d'importance variable, ces lésions existent même lorsque la dose injectée a été insuffisante pour provoquer l'hémoglobinurie.

Ce sont essentiellement des lésions de cytolyse. Les tubes les moins atteints sont bordés de cellules gonflées et comme vacuolaires, le noyau est fortement teinté, parfois picnotique ; sur les tubes les plus atteints, la partie apicale de la cellule est abrasée, formant au centre du tube un magma granuleux, tandis que la partie basale reste accolée à la paroi tubulaire.

On trouve parfois des noyaux dans les débris granuleux qui remplissent la cavité tubulaire.

Le tissu interstitiel est congestionné, on peut y voir quelques hémorrhagies intertubulaires.

L'aspect des cellules des anses de Henle est analogue au précédent, le noyau prend vivement les colorants; le protoplasma est très acidophile comme s'il était imbibé d'hémoglobine.

Les tubes droits ont une lumière élargie, les vaisseaux qui les séparent sont bourrés de globules rouges, si bien qu'il semble tout d'abord qu'il y ait là une vraie hémorragie, la cavité du tube droit renferme les mêmes débris granuleux teintés vivement en rose par l'hémoglobine.

La présence de ces débris explique aisément leur existence dans l'urine et la formation de cylindres rénaux granuleux de nature et d'aspect caractéristique.

En résumé, il s'agit surtout de congestion rénale prédominant au niveau des glomérules et de cytolyse protoplasmique prédominant au niveau des tubes contournés, les lésions cytolytiques sont importantes et par place ressemblent à la cytolyse du troisième degré de Castaigne et Rathery.

L'ensemble de ces lésions est absolument superposable à celles qu'avait décrit Levy dans son article sur les altérations rénales dans l'hémoglobinurie.

Nous avons donc toujours trouvé dans nos expériences des lésions rénales importantes mais transitoires, l'hémoglobine se comporte donc vis-à-vis du rein à la façon d'une albumine étrangère. Il est donc vraisemblable que de telles lésions doivent exister chez l'homme au cours de l'hémoglobinurie paroxystique.

Elles ont été retrouvées dans les cas d'hémoglobinurie avec autopsie rapportés par Dieulafoy et Widal, Lyon, Daché, Hayem.

D'autre part, on sait que la crise hémoglobinurique s'accompagne chez l'homme de symptômes rappelant ceux de la néphrite aiguë : douleur lombaire, température, sensation de courbature, etc.

Rappelons enfin qu'on observe à côté de véritables crises hémoglobinuriques des crises atténuées consistant en une albuminurie pure sans hémoglobinurie.

On peut donc admettre qu'il se produit en pareil cas des lésions de cytolyse et de congestion analogues à celles que l'on retrouve expérimentalement. Ces lésions de cytolyse sont essentiellement transitoires puisque, dans les jours qui suivent, le malade ne présente plus d'albumine, mais il en est de même des lésions rénales obtenues par l'hémoglobinurie expérimentale du lapin et dont nous venons de prouver l'existence.

En résumé, il semble que l'on peut déduire de ce que nous venons de dire, les conclusions suivantes :

1° La lésion rénale fait partie intégrante de l'accès d'hémoglobinurie ;

2° La présence d'hémoglobine dans la circulation entraîne au niveau du rein même à faible dose des lésions cytolytiques qui paraissent favoriser le passage de l'hémoglobine ;

3° Il est difficile de savoir si l'hémoglobine passe seule ou s'il ne se produit pas au niveau du rein une destruction partielle de globules extravasés.

Les expériences d'Achard et Feuillié tendent à démontrer cette hypothèse en ce qui concerne l'hémoglobinurie produite par injection d'hémoglobine.

Cette hypothèse est encore vraisemblable pour l'hémoglobinurie par injection de sérum hémolysant. Il est possible que les globules sensibilisés soient détruits partiellement dans le sang et partiellement dans le rein, la fragilisation préalable favoriserait ici l'hémolyse intrarénale ce qui, dans une certaine mesure pourrait expliquer la disproportion qui existe entre l'hémoglobinurie et l'hémoglobinémie ;

4° Il est possible, en outre, que l'hémolyse soit plus active dans les endroits à circulation ralentie, tels que les capillaires rénaux que nous avons trouvés très congestionnés à la suite d'injection d'hémoglobine dans la circulation générale ;

5° Il n'est d'ailleurs pas impossible que le rein exerce vis-à-vis de l'hémoglobine une action de concentration analogue à celle qu'il exerce vis-à-vis de l'urée.

La sécrétion de l'hémoglobine par les tubes contournés

nous paraît insuffisamment démontrée par les autopsies qui ont décelé la présence de pigment prenant la coloration ferrique dans les tubes contournés.

On sait que l'hémoglobine ne donne pas cette réaction ; il s'agit là bien plutôt d'un processus secondaire de sidérose démontrant simplement l'existence d'un processus hémolytique, paroxystique ou continu.

Il résulte de nos recherches que l'élimination de l'hémoglobine par les glomérules ou les tubes est un fait pathologique lié à l'existence de lésions rénales importantes.

EXPÉRIENCES JUSTIFICATIVES

Rein

Injection d'hémoglobine

Lapin n° 25. — Reçoit dans la veine 1 centimètre cube de sang humain hémolysé dans l'eau distillée et ramenée à l'isotonie (on centrifuge très longuement).

1/2 heure après, hématurie.

Pas d'hémoglobinurie appréciable, pas d'hémoglobinémie.

Lapin n° 26. — Reçoit dans la veine 2 centimètres cubes d'une solution à 2 °/₀ d'hémoglobine cristallisée du commerce (Poulenc).

20 minutes après hématurie, après centrifugation pas d'hémoglobinurie.

Lapin n° 27. — Reçoit dans la veine 2 centimètres cubes d'une solution à 2 °/₀ d'hémoglobine cristallisée.

Même résultat.

Lapin n° 28. — Reçoit la même quantité d'hémoglobine que les deux précédents.

Un quart d'heure après hématurie. Mais on constate après centrifugation que l'urine est rose et contient de l'hémoglobine ; l'hématurie est d'abord peu abondante, augmente d'intensité.

Une demi-heure après, on obtient des urines à la fois franchement hématuriques et franchement hémoglobinuriques.

Ces urines sont brunes, donnent la réaction de Meyer et présentent les raies de l'oxyhémoglobine au spectroscope, mais leur aspect brun, sale est bien différent de celui des urines hémoglobinuriques par injection de sérum.

Lapin n° 29. — Injection de 10 centimètres cubes environ d'une solution de 1 p. 40 d'hémoglobine cristallisée.

Un quart d'heure après hématurie. Après centrifugation urine claire.

Trois quarts d'heure après, l'hématurie est toujours abondante, pas d'hémoglobinurie.

Dans tous les cas albuminurie abondante.

Lapin n° 30. — On prélève au lapin 5 centimètres cubes de sang qui sont dissous après avoir été défibrinés dans 10 centimètres cubes d'eau distillée, on ramène à l'isotonie, on centrifuge, on injecte dans la veine :

Dyspnée, crises épileptiformes, mort immédiate.

On recueille le sang, le sérum est assez fortement teinté.

Lapin n° 31. — Injection de 10 centimètres cubes de sa propre hémoglobine (4 centimètres cubes de sang environ). L'injection est poussée très lentement.

Mort immédiate avec mêmes phénomènes que le N° 30.

Lapin n° 32. — On dissout 5 centimètres cubes de sang dans 20 centimètres d'eau distillée, on ramène à l'isotonie et on ajoute 2 grammes de sulfate de soude, il se produit un léger précipité et la solution d'hémoglobine s'éclaircit beaucoup plus vite par la centrifugation.

L'animal supporte bien l'injection.

Une demi-heure après, on prélève du sang dans du sérum oxalaté. Le plasma est à peine teinté, il existe donc une très légère hémoglobinémie.

Par contre, les urines sont très colorées, brunes, assez troubles ; après centrifugation, on constate que l'hémoglobinurie est abondante et qu'il n'y a pas d'hématurie.

Le culot abondant qui existe au fond du tube est formé de débris granuleux teintés en brun par l'hémoglobine identique à ceux que l'on observe dans les hémoglobinuries par injection de sérum et dans l'hémoglobinurie paroxystique humaine.

Lapin n° 33. — Reçoit 5 centimètres cubes de sang hémolysé à l'isotonie avec 2 grammes de sulfate de soude.

Hémoglobinurie très abondante.

Même résultat que l'expérience précédente.

Lapin n° 34. — Même expérience.

Même résultat.

Lapin n° 35. — Reçoit dans la veine 10 centimètres cubes d'une solution isotonique d'hémoglobine représentant 4 centimètres cubes de sang. La solution est absolument limpide et a été centrifugée louguement à tour rapide.

Elle est très bien supportée.

Pas d'hématurie, mais un quart d'heure après albuminurie appréciable.

1/2 heure après, grosse albuminurie.

Les urines sont claires.

Léger culot sans globules rouges, débris granuleux. Cette hémoglobinurie persiste 3 heures environ. 5 heures après, les urines sont à peine teintées de rose. Grosse albuminurie.

Lapin n° 36. — Même expérience.

Même résultat.

Lapin n° 37. — Même expérience.

Même résultat.

Dans ces trois expériences, la solution d'hémoglobine ramenée à l'isotonie a été très longuement centrifugée. C'est très probablement, ainsi qu'il en résulte de nos observations, à une insuffisance de centrifugation qu'il faut attribuer la mort de nos lapins dans les expériences précédentes.

Lapin n° 38. — On reçoit 2 centimètres cubes de son sang dans l'eau salée physiologique, on défibrine et on lave avec soin les globules par centrifugation successive pour les débarrasser du plasma.

On dissout alors les globules dans 5 centimètres cubes d'eau distillée.

On injecte ainsi une solution aussi pure que possible d'hémoglobine éliminant l'action nocive que le sérum de lapin pourrait avoir sur le rein.

Injection de la solution dans la veine.

Une heure après, légère hémoglobinurie. Pas d'hémoglobinémie appréciable à l'œil.

Trois heures après, les urines sont redevenues claires mais sont très albumineuses.

Lapin n° 39. — On prélève à un lapin 6 centimètres cubes de sang hémolysé dans 20 centimètres cubes d'eau distillée, ramené à l'isotonie et centrifugé longuement.

Ces 20 centimètres cubes sont inoculés au lapin de 2 heures en 2 heures, dans la veine en 7 injections.

Les urines et le plasma sont recueillis toutes les 2 heures dans l'intervalle des injections.

A aucun moment, on ne constate ni hémoglobinurie, ni hémoglobinémie.

C'est seulement au bout de 8 heures que les urines deviennent albumineuses.

Le lendemain matin, les urines sont claires et ne contiennent plus d'albumine.

Lapin n° 40. — 7 centimètres cubes de sang hémolysé sont injectés dans la veine de 3 heures à 7 heures du soir en 4 injections.

A 4 heures, urines claires, traces d'albumine.

A 6 heures, urines plus foncées contiennent du pigment rouge brun en abondance, mais ne donnent ni la réaction de Gmelin, ni la réaction de Meyer : elles sont franchement albumineuses.

A 9 heures du soir, urines jaunes foncées sans hémoglobine, albuminurie persistante.

A 11 heures du soir, les urines sont beaucoup plus claires encore, légèrement albumineuses.

Lapin n° 41. — Reçoit en 4 injections faites d'heure en heure dans la veine 6 centimètres cubes de son sang hémolysé dans 20 centimètres cubes d'eau distillée et ramené à l'isotonie.

1/2 heure après la première injection, urines claires très légèrement albumineuses.

1/2 heure après la deuxième injection, urines claires, albuminurie légère.

1/2 heure après la troisième injection, les urines sont à peine rosées après centrifugation, le culot se montre dépourvu de globules ronges.

La réaction de Meyer est nettement positive.

1/2 après la quatrième injection, les urines sont franchement roses, la réaction de Meyer est très positive.

En résumé, on peut par injection d'hémoglobine dans la circulation obtenir des hémoglobinuries.

L'hémoglobine est d'autant plus toxique pour le rein qu'elle est moins pure.

L'injection d'hémoglobine cristallisée à faible dose entraîne toujours une hématurie proportionnellement plus importante que l'hémoglobinurie concomitante.

L'injection à l'animal de l'hémoglobine obtenue en dissolvant dans l'eau distillée ses globules provoque à dose convenable des hémoglobinuries soit pures, soit associées à des hématuries presque toujours légères.

L'injection d'hémoglobine à petite dose provoque à elle seule une lésion rénale dont la preuve est fournie par une albuminurie constante. A la dose de 4 centimètres cubes de sang hémolysé, on obtient toujours une hémoglobinémie légère et une hémoglobinurie franche.

L'adjonction de sulfate de soude favorise l'expérience en précipitant diverses substances et en facilitant ainsi la centrifugation des débris globulaires.

A dose fractionnée une quantité d'hémoglobine qui produit une très forte hémoglobinurie ne la provoque plus ou ne donne lieu qu'au passage de très petites quantités d'hémoglobine appréciable seulement par la réaction de Meyer.

Action des diurétiques. — *Sucres.*

Lapin n° 42. — Reçoit dans la veine 6 centimètres cubes de sérum chauffé. 3 heures après l'injection reçoit en injection intra-péritonéale une solution de 10 grammes de glucose.

Polyurie presque immédiate, urines claires, albuminurie. Pas d'hémoglobinurie.

Lapin n° 43. - Reçoit 7 centimètres cubes de sérum chauffé.

2 heures après reçoit 10 grammes de glucose en injection intra-péritonéale.

Même résultat.

Lapin n° 44. — Reçoit 3 centimètres cubes de sérum frais non chauffé dans la veine.

2 heures après, injection intra veineuse d'une solution de 10 grammes de saccharose.

Polyurie immédiate urines claires, pas d'hémoglobinurie.

Lapin n° 45. — Même expérience.

Même résultat.

Sulfate de soude

Voir expériences 32, 33 et 34.

Le sulfate de soude en tant que diurétique ne favorise pas le passage d'hémoglobine, il agit seulement en précipitant certaines substances albuminoïdes et comme nous l'avons déjà dit en favorisant la centrifugation.

Mêmes expériences avec le chlorure de sodium à la dose de 2 grammes.

Les substances diurétiques ne semblent pas favoriser le passage de l'hémoglobine au niveau du rein.

ALBUMINES HÉTÉROGÈNES. — *Ovalbumine.*

Lapin n° 46. — Reçoit dans la veine 2 centimètres cubes d'une solution à 1/40 d'hémoglobine cristallisée, presque en même temps, injection de 22 centimètres cubes d'ovalbumine au 1/4.

Trois quarts d'heure après grosse albuminurie. Hématurie légère, pas d'hémoglobinurie.

Lapin n° 47. — Reçoit tout d'abord 1 centimètre cube 1/2 de la solution d'ovalbumine 1/4.

Presque aussitôt après 2 centimètres cubes de la solution à 1/40 d'hémoglobine.

Les urines sont recueillies de quart d'heure en quart d'heure, elles sont claires et très albumineuses, mais ne contiennent pas d'hémoglobine.

Lapin n° 48. — Reçoit dans la veine 6 centimètres cubes de sérum chauffé, et presque en même temps 2 centimètres cubes de la solution au 1/4 d'hémoglobine. Une heure après grosse albuminurie, pas d'hémoglobinurie.

ACTION DES SUBSTANCES NÉPHROTOXIQUES. — *Azotate d'urane.*

Lapin n° 49. — Reçoit dans la veine 1/10e de centimètre cube d'une solution d'azotate d'urane à 0 gr. 50 °/o.

Une heure après les urines du lapin sont déjà fortement albumineuses, contiennent des cylindres et quelques globules rouges.

Injection de 6 centimètres cubes de sérum chauffé.

Une heure après les urines du lapin sont déjà fortement albumineuses, contiennent des cylindres et quelques globules rouges.

Injection de 6 centimètres cubes de sérum chauffé.

Une heure après. urines très albumineuses sans hémoglobinurie.

Lapin n° 50. — Reçoit dans la veine 1/10e de centimètre cube de la même solution d'azotate d'urane et en même temps 2 grammes de sulfate de soude.

Une heure après, urines abondantes, grosse albuminurie.

Injection de 6 centimètres cubes de sérum chauffé.

Pas d'hémoglobinurie.

Lapin n° 51. — Injection de 1/10e de centimètre cube de la solution d'azotate d'urane.

Une heure après, albuminurie intense.

On injecte alors 4 centimètres cubes de son propre sang hémolysé et 2 grammes de sulfate de soude.

20 minutes après, légère hématurie, mais hémoglobinurie considérable qui persiste dans les délais habituels.

Lapin n° 52. — Reçoit 1/10e de centimètre cube d'azotate d'urane ; une heure après, injection de 2 centimètres cubes de sang hémolysé et de 2 grammes de sulfate de soude.

Hémoglobinurie.

Injection de sérum non hémolytique (sérum anti-diphtérique)

Lapin n° 53. — Reçoit dans la veine 15 centimètres cubes de sérum antidiphtérique.

Deux heures après, urines claires albumineuses.

On injecte alors 1 centimètre cube de son sang hémolysé.

Pas d'hémoglobinurie.

Lapin n° 54. — Même expérience, même résultat.

En résumé, l'injection de substances néphro-toxiques, qu'il s'agisse d'ovalbumine, d'azotate d'urane ou de sérum antidiphthérique ne favorise pas le passage de l'albumine à travers le rein et ne le favorise d'ailleurs en aucune façon.

L'adjonction d'un diurétique aux substances néphro-toxiques (azotate d'urane, sulfate de soude) ne modifie en rien le résultat des expériences.

Les pièces histologiques ont toutes été prélevées sur des animaux sacrifiés et fixés au liquide de Sauer (pour les reins) la rate et le foie ont été fixés avec le liquide de Dominici.

II

Rôle de la rate

Parmi les théories pathogéniques de l'hémoglobinurie, la dernière en date est la théorie splénique. Elle suppose que le point de départ de la destruction globulaire se trouve au niveau de la rate. Cet organe, sous l'influence de la congestion active produite par le froid, sécrèterait en plus grande abondance les substances hémolysantes décelables dans le tissu splénique.

Cette théorie, soutenue par MM. Gilbert et Chabrol, est fort séduisante.

MM. Gilbert et Chabrol ont étayé la théorie splénique de l'hémoglobinurie paroxystique sur des arguments expérimentaux que nous allons résumer rapidement.

Ces auteurs ont injecté à des lapins du toluylène diamine et ont constaté les faits suivants : dans un premier stade cholémie simple, sans hémoglobinémie et splénomégalie légère, donc, concluent ces auteurs, troubles primitifs dans la sécrétion hépatique et splénomégalie.

Dans un deuxième stade se produit l'hémoglobinémie suivie d'hémoglobinurie.

Enfin, albuminurie qui persiste plus ou moins longtemps.

Gilbert et Chabrol admettent que le toluylène diamine impuissant *in vitro* à hémolyser les globules rouges, agit en provoquant une lésion splénique : cette lésion est la cause déterminante de l'hémoglobinémie et de l'hémoglobinurie consécutive.

Pour le démontrer, ils ont fait agir un extrait splénique de lapin, traité par le toluylène diamine sur des globules rouges de lapin ou sur les globules mêmes de l'animal en expérience. Ils ont constaté que ces globules étaient facilement hémolysés par l'extrait splénique alors que les autres extraits d'organes restaient inactifs.

La substance hémolysante n'agissait plus après chauffage à 56 degrés pendant une demi-heure et pouvait être réactivée par adjonction de complément. Elle avait donc les propriétés spéciales aux sensibilisatrices.

Pour Gilbert et Chabrol, la rate peut donc être dans certains cas le lieu de production de l'hémolysine mise en circulation ou agissant *in situ* ; ils ont pensé que cette hémolysine d'origine splénique, était la cause déterminante de l'hémoglobinurie paroxystique.

Ces expériences fort intéressantes, bientôt confirmées par Nolf, étaient en contradiction avec les recherches que nous avions entreprises sur ce sujet dès 1910, en désaccord également avec les résultats obtenus par MM. Widal, Abrami, Brulé.

Les recherches expérimentales que nous avions faites portaient exclusivement sur la recherche de sensibilisatrices hémolysantes dans les rates d'animaux neufs ou préparés, et nous étions arrivés aux conclusions suivantes :

L'extrait splénique ne contient ni autolysine, ni isolysine, ni hétérolysine.

Cependant, jamais nous n'avions eu l'intention de mettre en doute les résultats obtenus par MM. Gilbert,

Chabrol, Bénard et par Nolf. Il fallait donc, pour chercher à les expliquer, entreprendre de nouvelles expériences.

M. le Professeur Achard nous a fait l'honneur de diriger nos travaux, c'est avec sa collaboration et dans son laboratoire que nous avons étudié le rôle de la rate et des viscères dans la production des hémolysines.

Nous avons cru devoir faire précéder l'exposé de nos expériences d'un historique aussi complet que possible de la question. C'était là, nous a-t-il semblé, le meilleur moyen d'expliquer le rôle de la rate dans l'hémolyse, et par conséquent, dans l'hémoglobinurie paroxystique essentielle qui est par excellence le type de la maladie hémolytique.

*
* *

C'est vers le milieu du siècle dernier que la fonction hémolytique de la rate fut invoquée pour la première fois. Les auteurs montrèrent alors l'existence de cellules globulifères, dont ils admirent l'action destructive.

Sous l'influence des travaux de Metchnikoff sur la phagocytose, cette fonction macrophagique a été définitivement établie à l'état physiologique et pathologique à la suite, par exemple, de l'intoxication par la toluylène-diamine (Pic et Johannowicz, Lapicque, Vast, etc.).

Hunter (1892), Gabbi (1893), Reich (1899), sont les premiers à invoquer une autre hémolyse que l'hémolyse macrophagique. Pour Hunter, en particulier, il existe deux sortes d'hémolyses : une hémolyse passive par les cellules globulifères de la rate et de la moelle osseuse ; une hémolyse active par mise en liberté directe de l'hémoglobine, sous l'influence d'un processus d'ailleurs mal déterminé.

Vers la même époque, Botazzi, dans une conception curieuse qui rappelle les idées admises aujourd'hui sur les sensibilisatrices, pense que la rate agit en affaiblissant les globules rouges pour leur permettre de subir plus facilement l'action des organes hémolytiques.

Somme toute, vers 1895, l'état de la question était le suivant : accord à peu près général sur l'existence d'une hémolyse intrasplénique due aux macrophages. Quelques auteurs, en outre, invoquent un autre processus.

Les travaux classiques de Buchner et de Bordet, démontrant l'existence d'anticorps hémolytiques, permirent d'envisager la question sous un nouveau jour.

Metchnikoff, le premier, dans son travail sur la résorption des cellules (*Annales Institut Pasteur*, 1899), montre qu'après injection d'hématies, les macrophages qui les ont phagocitées, se réfugient dans l'épiploon, la rate et les ganglions lymphatiques ; ils y sécréteraient une macrocytase qu'il oppose à la microcytase élaborée par les polynucléaires et destinées à combattre les bactéries.

La question alors se subdivise :

Quelques auteurs recherchent les substances hémolysantes contenues normalement dans les viscères et plus spécialement dans les organes hématopoïétiques, envisageant ainsi l'origine des hémolysines normales.

Les autres étudient le lieu de formation des hémolysines artificiellement produites par le procédé indiqué par Bordet.

A la première question, se rattachent les travaux de Schibayama, de Klein qui, les premiers, montrent que, dans certaines conditions, les extraits d'organe peuvent exercer une action hémolytique.

Le mémoire capital de Tarasséwitch résume, à ce moment, l'opinion des auteurs qui admettent l'origine macrophagique des anticorps hémolytiques normaux.

Tarasséwitch étudie l'action qu'exerce sur les globules d'oiseaux, les extraits des organes suivants : rate, épiploon, ganglion lymphatique, foie, rein, capsules surrénales. Il constate, dans ces conditions, que les organes de l'appareil macrophagique (rate, épiploon, ganglion lymphatique) et ceux de l'appareil digestif (pancréas, glandes salivaires), dissolvent les globules rouges d'oiseaux, tandis que les capsules surrénales, le foie, le rein, la moelle osseuse, sont dépourvus de cette action.

Tarasséwitch vérifie ensuite que ces organes exercent la même action sur les hématies des mammifères et qu'il n'existe pas de parallélisme entre ce pouvoir hémolytique et celui des sérums correspondants.

Il attribue cette fonction à un ferment protéolytique endoglobulaire, mis en liberté par la destruction des cellules. Il appelle ce ferment « macrocytase » et constate qu'il est relativement thermostabile. Son action diminue vers 56°, sans disparaître complètement ; elle disparaît à 62°. Dans un cas sur 12, elle se montre thermostabile.

Notons, dès maintenant, ce fait que dans ce travail Tarasséwitch envisage, avant tout, les *hétérolysines*.

Korschun et Morgenroth, tout en confirmant le fait démontré par Tarasséwitch, en donnent une interprétation complètement différente. Ces auteurs constatent que les extraits d'organes et plus spécialement d'estomac et d'intestin, de glandes digestives, de rein, de pancréas, de rate, de ganglions lymphatiques, parfois de surrénales sont doués d'un pouvoir hémolytique plus ou moins marqué.

Mais les substances hémolysantes contenues dans ces extraits n'ont rien à voir avec les hémolysines ; car, elles sont thermostabiles et même coctostabiles, dépourvues de spécificité (aussi bien isolytiques qu'hétérolytiques), enfin, solubles dans l'alcool. Sur la coctostabilité, en particulier, ils font remarquer que la substance hémolysante est souvent entraînée par le précipité, tandis que le filtrat n'est pas hémolysant, d'où l'apparence thermostabile relative constatée par Tarasséwitch.

Les conclusions de Korschun et Morgenroth, analogues à celles de Savchenko, furent confirmées, dès ce moment, par les travaux de Donath et Landsteiner et ceux de Domini.

Les auteurs qui suivent les adoptent en général. Cependant, Lavaditi distingue de l'extrait hémolytique tardif (3 à 5 heures à 38 ; 12 heures à la glacière), l'extrait hémolytique rapide qui serait susceptible d'inactivation par chauffage à 60° et non chauffé de réactiver une hémolysine.

Friedmann, Kurt Meyer adoptent, avec de légères variantes, l'opinion de Korschun et Morgenroth.

Micheli et Donati, étudiant l'action hémolytique des extraits de tissu néoplasique concluent que l'action de ces extraits est analogue à celle des extraits d'organes normaux.

L'entente semble donc à peu près générale et, vers ce moment, Nolf, rejetant la nature hémolysinique des substances décrites par Tarasséwitch et étudiées par Korschun et Morgenroth, admet qu'il n'existe pas d'hémolysine dans les extraits d'organe et, notamment, de rate et de ganglions lymphatiques.

Pendant que ces auteurs étudiaient aussi la nature du pouvoir hémolysant des extraits d'organe, d'autres envisageaient l'origine des anticorps hémolytiques proprement dits.

Après le travail déjà cité de Metchnikoff, vient celui de London, dans lequel cet auteur émet l'opinion qu'après splénectomie, la sécrétion des hémolysines se trouve entravée. Mais, ses expériences se trouvent contredites par celles de Tarasséwitch qui montre qu'après extirpation de la rate, la production des hémolysines se fait comme chez les animaux normaux ; elle peut être un peu retardée, mais se trouve, par contre, plus abondante qu'à l'ordinaire.

Tous les auteurs qui, depuis, ont étudié ce point, se rangent à l'opinion de Tarasséwitch. C'est ainsi que Jakouschewitch constate également que la production des hémolysines n'est pas entravée et se trouve fréquemment plus abondante après splénectomie.

Les expériences de splénectomie ayant démontré que la rate n'est pas indifférente à la fonction des hémolysines, les auteurs étudièrent l'action des extraits d'organe chez les animaux préparés.

C'est ainsi que Lavaditi, par la méthode des extraits, arrive à cette conclusion que les ganglions, l'épiploon, la rate sont le centre de formation des hémolysines.

Mais, par contre, Wassermann et Citron confirment les idées de Von Dungern et de Romer sur l'origne locale des anticorps. Pour ces auteurs ces substances se forment surtout in loco. Elles prédominent ainsi dans la plèvre, après les injections intrapleurales ; dans le péritoine, après les injections intrapéritonéales ; dans le sang, après les injections intraveineuses. Elles dépendent de la réaction défensive des cellules contre l'irritation directe produite par les substances nocives.

En résumé, sur l'action hémolytique des extraits d'organe, la presque unanimité des auteurs adoptent les conclusions de Korschun et Morgenroth.

Sur l'origine des hémolysines, deux opinions restent en présence : celle de l'origine aux dépens des organes macrophagiques ; celle de l'origine locale; toutes deux ne paraissant pas d'ailleurs inconciliables.

Sur la fonction hémolytique de la rate en général, les conclusions des auteurs peuvent se résumer, en cette phrase de Lapicque : « *La rate ne constitue qu'une faible part du vaste système hémolytique.* »

Il semblait donc, qu'en dehors de la grande question de l'origine des anticorps, question importante avant tout au point de vue des théories générales sur l'immunité, l'entente fut à peu près complète, et l'on voyait la chimie biologique, grâce aux travaux de Noguchi et Iscovesco, dissocier les diverses substances hémolysantes contenues dans les extraits d'organe, lorsque Nolf est venu apporter une notion nouvelle, ou tout au moins une opinion différente de celle des auteurs qui l'avaient précédé.

Après avoir, en effet, contesté dans ses premiers travaux la nature hémolysinique des substances hémolysantes, décrite par les auteurs dans les extraits d'organe, et, après avoir admis que ces extraits exercent, au contraire, une action antihémolysinique manifeste, il revient sur ses opinions premières et aboutit aux conclusions suivantes :

a) Au contraire des autres extraits d'organe, l'extrait splénique est hémolysant.

b) Cette action hémolytique est d'ordre hémolysinique, bien que partiellement thermostabile.

c) Elle présente, en effet, un caractère qui n'appartient pas aux substances hémolysantes banales, la spécificité.

d) Elle agit, en effet, uniquement sur les hématies de même espèce, restant dépourvue d'action sur les hématies d'animaux d'espèce étrangère.

Ces recherches, survenant à un moment où l'importance physiopathologique des substances hémolysantes est à l'ordre du jour, ont ravivé cette question de l'origine des hémolysines. Aussi, ont-elles suscité de nouveaux travaux de MM. Gilbert, Chabrol et Bénard, Iscovesco et Zachiri, Widal, Abrami et Brulé, O. Weill, et de nous-mêmes, travaux sur lesquels nous reviendrons plus loin.

Désirant envisager, ici, l'ensemble de la question de l'origine des hémolyses, nous la subdiviserons en deux parties :

1° Quelle est la nature de l'action hémolytique des extraits d'organe, en général, et de l'extrait splénique, en particulier. Peut-on l'assimiler à celle des hémolysines ;

2° Quelle est actuellement la meilleure conception sur l'origine de ces anticorps.

Action hémolytique de la rate et des extraits d'organe

Nous avons déjà résumé l'ensemble des travaux parus sur cette question, et nous avons vu que, depuis le travail initial de Tarasséwitch où son existence est pour la première fois établie, l'entente s'est progressivement faite sur la question de l'action hémolytique des extraits d'organes normaux.

Bien que des divergences subsistent encore sur quelques points, les auteurs admettent avec Korschun et Morgenroth, que cette action n'a rien de spécifique et qu'elle est commune à un certain nombre d'organes.

La confusion la plus grande paraît aujourd'hui régner de nouveau, puisque, tandis que Nolf, Gilbert, O. Weill, admettent qu'il s'agit d'un pouvoir spécial à la rate et ne s'exerçant que sur les globules de même espèce, d'autres auteurs Widal, Abrami et Brulé, Iscovesco et Zachiri, Kindberg et Cain, nous-mêmes refusent à la rate tout pouvoir hémolysant spécial. La raison de cette confusion nous paraît être, d'une part, dans les différences de technique employées par les auteurs ; de l'autre, dans les sens différents attribués au mot : hémolysine.

Les différences de technique sont, en effet, capitales en l'espèce ; et c'est ainsi que l'âge de l'extrait, le plus ou moins d'ancienneté des globules soumis à l'hémolyse, la durée ou la vitesse de la centrifugation, les proportions relatives d'extrait d'organe et de globules rouges, enfin et surtout, la durée de l'expérience suffisent à changer complètement le résultat.

C'est ainsi que telle expérience, négative au bout de 2 heures, sera positive au bout de 2 heures 1/2.

C'est également la raison pour laquelle MM. Nolf et Gilbert, après avoir considéré l'extrait splénique comme n'étant pas hémolysant, puis, comme n'étant hémolysant que dans certaines conditions spéciales (venin de cobra, toluylène diamine), arrivent finalement à lui reconnaître un pouvoir hémolysant normal.

Il en résulte également, comme nous le verrons, que les auteurs qui ont recherché la présence de substances analogues aux sensibilisatrices et non point aux substances hémolysantes décrites par Korschun et Morgenroth, sont arrivés, en général, à des résultats négatifs, les autres étant amenés, par contre, à résoudre la question de l'affirmative.

Un premier point doit toutefois être mis hors de conteste, c'est l'action hémolysante des extraits vieillis. Tout le monde est d'accord sur ce point.

Il existe dans les extraits vieillis, à quelque organe d'ailleurs qu'ils appartiennent, des substances hémolysantes provenant de l'autolyse des tissus, autolyse qui est, comme nous l'avons démontré, activée par les fermentations microbiennes. Ces substances n'ont rien de commun avec les hémolysines, telles qu'on les conçoit aujourd'hui, c'est-à-dire avec les ambocepteurs. Elles résistent, en effet, à la chaleur, ne sont pas plus réactivables qu'inactivables, et sont alcoolosolubles comme l'ont démontré Korschun et Morgenroth.

Reste donc à envisager l'action des extraits frais. Sur ce dernier point, le désaccord persiste et nous rappellerons tout d'abord l'opinion des divers auteurs.

Pour Tarasséwitch, il existe dans les ganglions lymphatiques, l'épiploon, la rate, et dans les glandes digestives, des substances hémolytiques partiellement thermostabiles, c'est-à-dire dont l'activité diminue par chauffage, à partir de 58 degré pour s'étendre à 65°. C'est également l'opinion de Lavaditi.

Pour Korschun et Morgenroth, les ganglions, la rate, l'estomac, le pancréas, l'intestin contiennent des substances hémolysantes qui n'ont rien de commun avec les hémolysines, car elles sont thermostabiles, alcoolo-solubles, et à la fois, autolytiques et hétérolytiques.

C'est également l'opinion de Friedmann, à cette réserve près que l'action de l'intestin, du pancréas, de l'estomac et des surrénales, lui paraît beaucoup plus constante que celle de la rate et des ganglions lymphatiques.

Pour Nolf, la rate seule possède un pouvoir hémolytique, et ce pouvoir est exclusivement autolytique. Il est thermostabile, en quoi il diffère des ambocepteurs ordinaires, mais sa spécificité autolytique le fait ranger par Nolf dans les hémolysines.

O. Weill, Gilbert, Chabrol et Bénard adoptent ces conclusions, avec cette réserve, que le premier auteur a trouvé ce pouvoir thermostabile.

Widal, Abrami et Brulé, Iscovesco et Zachiri, et nous-mêmes, admettons au contraire, l'opinion de Korschun et Morgenroth, et nous avons, en particulier, refusé à l'extrait splénique la fonction de contenir exclusivement tout au moins les hémolysines artificielles ou naturelles.

La solution de l'ensemble de ces questions comporte plusieurs points :

1° *Les extraits frais d'organe ont-ils un pouvoir hémolytique différent les uns des autres ?*

2° *Ce pouvoir rentre-t-il dans le cadre des hémolysines :* a) *par spécificité ;* b) *par sa thermostabilité ?*

1° — LES EXTRAITS FRAIS D'ORGANE ONT-ILS UN POUVOIR HÉMOLYTIQUE ?

Dans les conditions habituelles de recherches des hémolysines, on n'observe pas d'hémolyse. Cependant, si l'on vient à prolonger la durée de l'expérience, on voit, au bout de 1 heure 3/4 à 2 heures, apparaître un très léger commencement d'hémolyse qui, par la suite, va se précisant.

Le processus de cet hémolyse apparaît, dès le premier abord, complètement différent de celui de l'hémolyse par les sensibilisatrices. Les hémolysines, en effet, agglutinent tout d'abord les globules pour les dissoudre rapidement ensuite en présence de complément ; ici, pas d'agglutination et si l'hémolyse se produit, elle commence par le fond du tube, à la façon d'un léger nuage au bout de 1 heure 3/4 environ.

Dans ces conditions, on observe une action hémolytique toujours modérée et quelque peu variable suivant les animaux.

Chez le chien, la rate, les ganglions, le poumon (et J. Troisier nous paraît avoir été le premier à avoir signalé cette action de l'extrait pulmonaire), le pancréas. l'estomac, l'intestin sont susceptibles d'exercer cette action.

Le foie toujours, les reins généralement, nous en ont

paru dépourvus. Chez le lapin, les reins la présentent également et parfois même le foie.

Ces conclusions sont d'ailleurs celles auxquelles sont arrivés la plupart des auteurs, en particulier Korschun et Morgenroth, Friedmann, Micheli et Donati.

Elles démontrent que, comme l'ont dit Iscovesco et Zachiri, la rate ne présente qu'un pouvoir hémolysant analogue à celui de beaucoup d'autres organes.

Voici résumée en un tableau schématique, l'action des extraits d'organe de chien sur les globules rouges du même animal.

TABLEAU I. — **Extraits d'organes de chien.**

EXTRAIT D'ORGANES	EAU SALÉE PHYSIOLOGIQUE.	GLOBULES DE CHIENS à 5 °/₀.	RÉSULTATS
Rate :			
5 g.	30 g.	2 g.	Hém. légère.
10	30	2	— totale.
15	30	2	— totale.
20	30	2	— franche.
Poumon :			
5 g.	30 g.	2 g.	Hém. totale.
10	30	2	— totale.
15	30	2	— totale.
20	30	2	— totale.
Ganglion :			
5 g.	30 g.	2 g.	Hém. franche.
10	30	2	— totale.
15	30	2	— totale.
20	30	2	— légère.
Foie :			
5 g.	30 g.	2 g.	Hém. O.
10	30	2	— O.
15	30	2	— O.
20	30	2	— O.
Rein :			
5 g.	30 g.	2 g.	Hém. O.
10	30	2	— O.
15	30	2	— O.
20	30	2	— O.
Pancréas :			
5 g.	30 g.	2 g.	Hém. très légère.
10	30	2	— légère.
15	30	2	— franche.
20	30	2	— O.
Capsules surrénales :			
3 g.	30 g.	2 g.	Hém. O.
5	30	2	— O.
10	30	2	— O.
15	30	2	— O.
Corps thyroïde :			
3 g.	30 g.	2 g.	Hém. O.
5	30	2	— O.
10	30	2	— O.
15	30	2	— O.

Ces résultats sont notés après 2 heures 1/2 de séjour à l'étuve à 37°.

Ainsi donc, pouvoir hémolysant faible et lent dans son action, commun à de nombreux organes.

2° CE POUVOIR EST-IL DU A UNE HÉMOLYSINE ?

Ce deuxième point constitue le centre de la question, aussi nous faut-il tout d'abord définir ce que l'on entend par hémolysine.

D'une façon générale, on s'accorde à écrire, sous le nom d'hémolysine des substances hémolysantes, organiques, naturelles ou artificielles, jouissant des deux propriétés suivantes :

1° De n'agir qu'en présence de complément, c'est-à-dire d'être inactivables par le chauffage à 56° et réactivables par l'addition de sérum frais complémentaire :

2° D'être spécifiques, c'est-à-dire d'exercer toujours leur action vis-à-vis de la même espèce de globules.

A l'opposé des hémolysines, se trouvent toutes les substances organiques ou non susceptibles d'exercer une action hémolysante. C'est ainsi que l'alcool à 90 °/₀, l'éther, le chloroforme, l'acide acétique, certains glucosides, tels que la saponine, certains savons tels que l'oléate de soude, certaines lécithines, les sels biliaires, etc., sont susceptibles d'exercer une action hémolytique plus ou moins active.

Morphologiquement le mode de l'hémolyse n'est pas le même, et Bordet a bien su montrer que l'action des hémolysines s'exerce en deux temps bien distincts :

1° *Agglutination*, 2° *Hémolyse*, au contraire de ce qui se passe pour l'action des substances hémolysantes banales.

L'organisme lui-même contient nombre de ces substances hémolysantes. C'est ainsi qu'en dehors des sels biliaires déjà cités, Noguchi, Tallqwist, Friedmann, Iscovesco, ont montré qu'il était aisé d'extraire, par l'alcool, l'éther, l'acétone, divers liquides hémolysants de la plupart des organes (corps thyroïde, ovaire, etc.) et même du sérum sanguin et des globules rouges.

A laquelle de ces deux variétés appartiennent les substances hémolysantes contenues dans les extraits d'organe. Tel est en réalité le nœud de la question et le point de départ des divergences. Car, tandis que les auteurs qui recherchent l'hémolyse suivant la technique habituellement employée pour les hémolysines, arrivent à des résultats négatifs, du moins en ce qui concerne les extraits frais, les auteurs qui se placent dans des conditions de durée et de proportion plus favorables arrivent à des résultats positifs.

Même, parmi ceux-là d'ailleurs, les appréciations diffèrent.

Tarassévitch parle surtout d'hétérolysine et a trouvé une thermostabilité relative.

Pour Nolf, au contraire, il s'agit d'autolysine stricte mais thermostabile. Cette thermostabilité, en contradiction apparente avec la nature hémolysinique de la substance hémolytique, ne lui parait cependant pas suffisante pour la rejeter. En effet, la substance hémolysante présente le deuxième caractère, à savoir : la spécificité.

Gilbert, après avoir, dans un premier mémoire, nié le pouvoir hémolysant de la rate normale pour le réserver à la rate des animaux intoxiqués par la toluylène-diamine adopte pleinement les conclusions de Nolf.

Par contre, O. Weill croit qu'il s'agit d'hémolysine thermostabile et réactivable.

A l'opposé de ces opinions, se range l'opinion de Korschun et Morgenroth, les substances ne rentrant pas dans le cadre des hémolysines et n'ont pas de spécificité, car elles sont à la fois auto et hétérolytiques. Elles sont thermostabiles.

Examinons successivement ces deux points :

1° La thermostabilité ;

2° La spécificité.

Thermostabilité. — Ces substances sont thermostabiles.

Que l'on envisage celles contenues dans l'extrait pulmonaire, l'extrait splénique on l'extrait rénal. Parfois, le chauffage peut faire apparaître le pouvoir hémolytique dans des extraits qui en étaient auparavant dépourvus. C'est ce que nous avons observé à plusieurs reprises, avec l'extrait rénal et avec l'extrait hépatique.

Les divergences qui existent sur ce point entre les auteurs s'expliquent cependant dans une certaine mesure, ou plutôt on les comprend aisément dès que l'on chauffe un de ces extraits.

Dans ces conditions, le chauffage détermine une forte coagulation des substances albuminoïdes qui tombent au fond du tube ; ce précipité entraîne, plus ou moins, la ou les substances hémolysantes, si bien que le pouvoir hémolysant peut être en apparence diminué ; mais, il s'agit d'une question d'attente, car un quart d'heure ou 20 minutes après, l'hémolyse se produit dans les mêmes conditions et dans une proportion identique.

Il peut arriver même, après chauffage à 80° par

exemple, que le liquide surnageant après centrifugation, soit dépourvu d'action hémolytique, tandis qu'on peut reprendre, au moyen de l'alcool, la substance hémolysante entraînée par un précipité.

Mais ceci n'est pas constant ; et d'autres fois c'est le liquide surnageant qui est doué de pouvoir hémolytique et le précipité qui en est dépourvu.

Voici d'ailleurs un tableau mettant ces divers points en lumière.

Dans ce tableau nous avons essayé de synthétiser les nombreuses expériences que nous avons faites en reproduisant, peut-être un peu schématiquement, les résultats obtenus avec plus de fréquence.

Tableau II. — **Chauffage**.

	Sérum actif à 9 °/₀₀.	Globules rouges au 1/5e.	Extraits non chauffés.	Extraits chauffés à 56°	Extraits chauffés à 56° avec 3 gouttes de complément.	Extraits chauffés à 80°	Liquide surnageant après centrifugation d'un extrait chauffé à 80°.
	—	—	Résultats. —	Résultats. —	Résultats. —	Résultats. —	Résultats. —
Rate :							
5	30	2	Hém. totale.	Hem. totale.	Hém. totale.	Hém. O.	
10	30	2	— totale.	— subtotale	— subtotale.	— O.	
15	30	2	— subtotale	— subtotale	— subtotale.	— O.	Hém. complète.
20	30	2	— subtotale	— marquée	— marquée.	— O.	— complète.
Poumon ;							
5	30	2	Hém. totale.	Hém. totale.	Hém. totale.	Hém. légère.	
10	30	2	— totale.	— subtotale.	— subtotale.	— légère.	
15	30	2	— subtotale.	— subtotale.	— subtotale.	— très légère.	Hém. complète.
20	30	2	— subtotale.	— marquée.	— marquée.	— O.	— complète.
Reins :							
5	30	2	Hém. O.	Hém. O.	Hém. O.	Hém. O.	
10	30	2	— O.	— O.	— O.	— O.	
15	30	2	— O.	— O.	— O.	— O.	Hém. O.
20	30	2	— O.	— O.	— O.	— O.	— O.
Foie :							
5	30	2	Hém. O.	Hém. O.	Hém. O.		
20	30	2	— O.	— O.	— O.		
15	30	1	— O.	— O.	— O.		Hém. O.
30	33	2	— O.	— O.	— O.		— O.

Nous devons faire observer que dans certains cas où l'activité paraît au premier abord diminuée, on note en même temps un début de coagulation avec précipité plus ou moins abondant. C'est ce précipité qui gêne l'hémolyse par un processus d'ailleurs maintes fois observé, sans la paralyser d'ailleurs complètement. Il suffit alors d'agiter de temps en temps, de façon à permettre l'action des substances hémolysantes, pour voir celle-ci reprendre sa première intensité.

En résumé, nous nous trouvons adopter les conclusions de Korschun et Morgenroth, au sujet de la thermostabilité des substances hémolysantes contenues dans les extraits d'organe.

Ajoutons que l'action de ces substances s'exerce d'une façon bien différente de celle dont agissent les hémolysines. Il faut, pour l'observer, n'employer qu'une quantité très faible de globules, ainsi d'ailleurs que l'ont dit MM. Gilbert, Chabrol et Bénard.

Les globules s'accumulent au fond du tube et ne sont pas agglutinés ; c'est alors que l'on peut voir les quelques globules restant en suspension subir l'action hémolytique caractérisée par un léger nuage rose.

Ainsi donc, pas d'agglutination, pas de réactivation complémentaire.

Spécificité. — Les travaux contradictoires parlant d'action hétérolytique, de Nolf parlant d'action autolytique, de Korschun et Morgenroth, parlant à la fois d'action auto et hétérolytique, permettaient de prévoir l'absence de toute action spécifique, et c'est, en effet, la conclusion à laquelle nous avons été amenés.

Mais nous ne sommes pas toutefois pour cela en

contradiction directe de fait avec les expériences de Nolf, car nous avons constaté comme lui que la rate de chien hémolyse mieux les globules de chien que les globules de lapin. Seulement, et ce n'est pas là le point le moins curieux de nos expériences, cette spécificité apparente n'est qu'une pseudo-spécificité due à la fragilité spéciale des globules de chien vis-à-vis des extraits d'organe.

Autrement dit, voici comment les choses se présentent.

Prenons des extraits d'organes de chien et mettons-les en présence de globules de chien d'une part, et de globules de lapin de l'autre, en proportions convenables. Au bout de 2 heures à 2 h. 1/2 d'étuve, l'hémolyse sera nette dans un certain nombre de tubes correspondant aux globules de chien, elle sera nulle ou légère dans les tubes contenant les globules de lapin.

L'on peut donc croire, à ce moment, qu'il s'agit d'une action autohémolytique spécifique et c'est, en effet, *la conclusion que Nolf a tiré de cette expérience.*

Mais prenons maintenant des extraits d'organe de lapin et mettons-les en présence de globules de chien et de globules de lapin. Au bout de 2 heures à 2 h. 1/2, nous constatons encore une hémolyse nette des globules de chien et insignifiante ou nulle des globules de lapin.

Devons-nous en conclure que, chez le lapin, l'action hémolysante des extraits d'organe est exclusivement hétérolytique et limitée aux globules de chien.

Evidemment non ; et, en réalité, l'action de ces extraits est dépourvue de toute spécificité. Nos expériences confirment sur ce point celles de Korschun et Morgenroth.

La spécificité entrevue par Nolf se trouve donc n'être qu'une apparence, due à une coïncidence curieuse. Elle n'est, comme nous l'avons dit déjà, qu'une pseudo-spécificité par fragilité spéciale des globules de chien vis-à-vis des extraits d'organe.

Voici l'ensemble de nos expériences démontrant ce dernier point.

TABLEAU III. — **Extraits d'organes. — Chien. — Vis-à-vis des globules de chien et de lapin.**

EXTRAITS D'ORGANES.	EAU SALÉE PHYSIOLOGIQUE.	GLOBULES DE CHIEN AU 1/5e.	GLOBULES DE LAPIN AU 1/5e.	RÉSULTATS
Rate :				
5 g.	30 g.	2 g.		Hém. franche.
10	30	2		— totale.
15	30	2		— totale.
20	30	2		— totale.
5 g.	30		2 g.	Hém. O.
10	30		2	— O.
15	30		2	— O.
20	30		2	— O.
Poumon :				
5 g.	30 g.	2 g.		Hém. totale.
10	30	2		— totale.
15	30	2		— totale.
20	30	2		— totale.
5	30		2 g.	Hém. O.
10	30		2	— O.
15	30		2	— O.
20	30		2	— O.
Rein :				
5 g.	30 g.	2 g.		Hém. O.
10	30	2		— O.
15	30	2		— O.
20	30	2		— O.
5	30		2 g.	Hém. O.
10	30		2	— O.
15	30		2	— O.
20	30		2	— O.
Foie :				
5	30 g.	2 g.		Hém. O.
10	30	2		— O.
15	30	2		— O.
20	30	2		— O.
5	30		2 g.	Hém. O.
10	30		2	— O.
15	30		2	— O.
20	30		2	— O.

TABLEAU IV. — **Extraits d'organes. — Lapin. — Vis-à-vis de globules de chien et de lapin.**

EXTRAITS D'ORGANES.	EAU SALÉE PHYSIOLOGIQUE.	GLOBULES DE CHIEN AU 1/5ᵉ.	GLOBULES DE CHIEN AU 5ᵉ.	RÉSULTATS.
Rate :				
5 g.	30 g.	2 g.		Hém. légère.
10	30	2		— franche.
15	30	2		— totale.
10	30	2		— franche.
5	30		2 g.	Hém. O.
10	30		2	— O.
15	30		2	— O.
20	30		2	— O.
Poumon :				
5 g.	30 g.	2 g.		Hém. légère.
10	30	2		— totale.
15	30	2		— totale.
20	30	2		— totale.
5	30		2 g.	Hém. O.
10	30		2	— O.
15	30		2	— O.
20	30		2	— O.
Rein :				
5 g.	30 g.	2 g.		Hém. O.
10	30	2		— O.
15	30	2		— O.
20	30	2		— O.
5	30		2 g.	Hém. O.
10	30		2	— O.
15	30		2	— O.
20	30		2	— O.
Foie :				
5 g.	30 g.	2 g.		Hém. très légère.
10	33	2		— très légère.
15	30	2		— légère.
20	30	2		— O.
5	30		2 g.	Hém. O.
10	30		2	— O.
15	30		2	— O.
20	30		2	— O.

Ainsi donc, pas de spécificité, action à la fois auto et hétérolysante, comme le pensaient Korschun et Morgenroth. Mais cependant, fragilité spéciale des globules de chien, expliquant les divergences des auteurs ; ceux qui ont expérimenté avec le chien, concluaient à une autohémolyse spécifique, les autres concluaient à un pouvoir hémolytique banal.

Cette fragilité des globules de chien ne s'observe d'ailleurs pas que vis-à-vis des extraits d'organe. C'est ainsi que certains lipoïdes hémolysants, tels que l'oléate de soude hémolysent en général mieux les globules de chien que les globules d'homme ou de lapin, par exemple, ainsi que nous avons pu le vérifier.

Une des preuves les plus curieuses que l'on peut donner de cette fragilité spéciale consiste dans l'action hémolytique du liquide céphalo-rachidien sur les globules de chien, action signalée par Danielopoulo, dont nous avons vérifié l'exactitude.

Ici non plus, il ne s'agit bien entendu pas d'hémolysines, la substance est thermostabile.

En résumé, l'ensemble de nos expériences nous amène aux conclusions suivantes :

Les extraits frais d'organes possèdent un pouvoir hémolytique beaucoup moins actif que les extraits vieillis mais qui n'en est pas moins incontestable.

Ce pouvoir hémolytique, difficile à mettre en lumière, n'est pas spécial à un organe, mais appartient à toute une série de viscères ; il est probable que ceux dans lequel il manque sont simplement riches en substances antihémolysantes. Les substances qui le déterminent sont thermostabiles, et l'on réussit le plus souvent à les dissoudre dans l'alcool.

Elles ne sont enfin pas spécifiques et s'exercent, avec prédilection, sur les globules de chien, quelle que soit l'espèce animale employée à la préparation d'extraits d'organes.

En résumé, elles n'appartiennent pas au groupe des hémolysines, mais très probablement au groupe des lipoïdes et des savons hémolysants, plus ou moins alcoolosolubles, étudiés par Iscovesco.

Nous nous trouvons donc ramenés, après cette nouvelle étude des faits, à nos premières conclusions : *l'extrait splénique ne renferme pas d'hémolysines.*

L'action plus ou moins hémolysante des extraits d'organe n'a pas, on le voit, de rapport actuellement démontré avec leur fonction hémolytique *in vivo*, ou tout au moins avec la sécrétion d'hémolysines que leurs propriétés biologiques révèlent comme étant d'une nature essentiellement différente.

2° Origine des hémolysines

Il nous faut examiner maintenant quelle est la conclusion que l'on peut actuellement tirer des travaux parus sur la question.

Ce sont les expériences de Metchnikoff qui, les premières, essayèrent de résoudre ce problème. Nous avons montré comment cet auteur, après injection d'hématies d'oie dans le péritoine du cobaye, retrouve des substances hémolysantes dans ce qu'il appelle l'appareil macrophagique, c'est-à-dire la rate et les ganglions. Ces expériences conduisirent à rechercher, d'une part l'effet de la splénectomie sur la production des hémolysines, de l'autre le lieu exact de la production de ces anticorps.

L'effet de la splénectomie sur la production des hémolysines est sensiblement nul.

Les premières expériences de London avaient pourtant conduit cet auteur à un résultat opposé. Mais, Tarassewitch a mis la question définitivement au point, en des expériences qui, depuis, n'ont pas été contredites.

Le pouvoir hémolysant du sérum des animaux splénectomisés est sensiblement égal, tantôt supérieur, tantôt inférieur, à celui du sérum des animaux normaux.

Tout au plus observe-t-on, dans certains cas, un léger retard dans la formation des anticorps. Jakouschewitch est arrivé à des résultats identiques. Pour lui, cependant, les animaux splénectonisés secréteraient, en général, plus d'hémolysines que les animaux normaux.

Les expériences de Tarassewitch sur la splénectomie conduisent donc à cette conclusion : *s'il est possible que la rate joue un rôle dans la sécrétion des hémolysines, elle peut être aisément suppléée dans cette fonction.*

En dehors des expériences de Metchnikoff, nous retrouvons les expériences de Levaditi, qui sont tout à fait confirmatives. Après injection intrapéritonéale de sang, cet auteur a retrouvé des hémolysines dans l'épiploon, les ganglions, et il n'en a pas trouvé dans la moelle osseuse.

Il est intéressant de signaler que les mêmes organes où Metchnikoff et Levaditi constatent l'existence d'hémolysines, sont ceux où ils observent la présence de macrophages chargés de débris de globules rouges.

Wassermann et Citron, il est vrai, étudiant la formation des anticorps en général, insistent sur l'importance de la production locale, production qu'avait déjà démontrée Von Dungern puis Rohmer.

Etudiant notamment les anticorps typhiques, ils voient que la richesse des humeurs en anticorps correspond au mode d'inoculation de l'antigène.

Ils prédominent dans la plèvre pour une inoculation intra-pleurale, dans le péritoine pour une inoculation intra-péritonéale, dans le sérum pour une inoculation intraveineuse.

Ces expériences établissent nettement que les anticorps se forment pour une bonne part *in situ*. C'est ce qu'avait observé Von Dungern, qui injectait l'antigène dans la chambre intérieure de l'œil, cavité sensiblement close.

Nous nous sommes ainsi trouvés amenés à rechercher, par la méthode des extraits d'organe, quelle était, dans la production des hémolysines, la part respective des organes hématopoïétiques.

Une chose frappe lorsqu'on étudie chez un animal préparé, le pouvoir hémolysant des extraits d'organe, c'est le peu d'intensité de ce pouvoir.

Si l'on étudie, par exemple, le pouvoir hémolysaut de l'extrait splénique d'un lapin préparé contre les globules humains, on constate que cet extrait ne possède, qu'à un très faible degré, le pouvoir hémolysant, qu'il en est même le plus souvent complètement dépourvu. Des expériences du même ordre faites avec les ganglions ou l'épiploon conduisent à des résultats analogues et, en réalité, le résultat le plus net de cette étude, est qu'il existe une disproportion flagrante entre l'intensité du pouvoir hémolytique, présenté par le sérum, et la faible activité du pouvoir hémolysant des extraits d'organe.

Nous avons, pour plus de précision, effectué l'expérience suivante :

Chez 4 cobayes, on injecte, tous les 4 jours, 5 à 6 cm³ de globules de chien dans le péritoine.

Le premier animal est sacrifié le lendemain de la première injection, le deuxième le lendemain de la seconde, le troisième le lendemain de la troisième, et le quatrième, enfin, le lendemain de la dernière. A chaque nouvelle expérience, on essaie l'action hémolytique du sérum et des extraits d'organe.

Le pouvoir hémolysant apparaît dans le sérum vers la troisième injection ; il est toujours extrêmement marqué après la quatrième.

Malgré cela, l'action des extraits d'organe, rate, foie, reste toujours peu marquée et peu différente en réalité de celle que l'on retrouve dans les mêmes organes chez les animaux non préparés.

Cette expérience, trois fois répétée, nous a toujours donné un résultat identique. Il y a toujours eu disproportion évidente entre le pouvoir hémolysant des humeurs et celui des extraits d'organe. Il paraît donc difficile de soutenir que des organes qui renferment des substances en si faible abondance soient leur centre de formation, alors surtout qu'on les retrouve en grande quantité dans la circulation générale.

Si l'on vient à serrer de plus près, en étudiant, comme l'avait fait Metchnikoff, la résorption du sang à l'intérieur du péritoine, voici les faits que l'on observe : (et notre description ne fait que confirmer, en ses points essentiels, les travaux de ce savant).

Le sang injecté dans le péritoine, est résorbé avec

une rapidité remarquable et cette résorption se fait surtout par phagocytose.

La rapidité est telle, que lorsqu'on a injecté 6 à 8 centimètres cubes de sang dans le péritoine d'un cobaye, on n'en retrouve, en général, pas trace le lendemain. Voici comment les choses se passent lorsqu'on les étudie en faisant de petites ponctions fréquemment répétées.

Une demi-heure après l'injection, apparaissent des polynucléaires qui commencent immédiatement à englober les globules rouges. Ces polynucléaires peuvent en phagocyter à eux seuls un grand nombre.

Au bout de deux heures environ, apparaissent des macrophages doués d'une activité encore supérieure, et qui phagocytent, non seulement les globules rouges, mais encore ceux des polynucléaires qui sont morts après avoir rempli leur rôle de phagocytes.

Le processus est maximum au bout de 6 à 8 heures environ. A ce moment, la plupart des globules rouges ont disparu et l'exsudat contient presque autant de globules blancs que de globules rouges. Les polynucléaires sont toujours en majorité. Les figures d'englobement sont extrêmement nettes.

A ce moment, l'épanchement commence à se résorber et en 15 à 18 heures, il n'en reste plus trace. Sur les coupes de la paroi, on voit que polynucléaires et macrophages sont partis à travers les espaces lymphatiques interstitiels. On peut même parfois les suivre dans les travées conjonctives des muscles de la paroi abdominale.

Si, au lieu d'hématies de mammifères, on se sert d'hématies nucléées (de poulet, par exemple), les phénomènes se passent de la même façon, seulement les polynucléaires demeurent moins actifs (les hématies étant beaucoup plus grosses).

C'est avec l'apparition des macrophages que la phagocytose commence réellement. Elle se complète en 18 à 24 heures environ. Au bout de ce temps, l'on a encore un exsudat contenant quelques globules rouges d'oiseaux non phagocytés, et, fait remarquable, après centrifugation, le liquide de l'exsudat demeure très nettement teinté en rouge.

Phagocytose pure d'abord.

Ensuite, phagocytose et hémolyse.

La résorption de l'épanchement se fait par le même processus que nous avons déjà décrit. Ainsi donc, dans un premier stade, la résorption se fait uniquement par phagocytose, mais au bout de quelque temps, il s'y ajoute un travail d'hémolyse, si bien que le liquide de l'exsudat se trouve teinté en rose pâle, mais ce travail demeure modéré et la phagocytose est certainement le processus de beaucoup le plus actif.

Ce résultat peut porter à penser que dans ce deuxième stade, l'exsudat avait acquis la propriété hémolytique. Il n'en était rien cependant, tout au moins dans nos expériences où l'exsudat était prélevé au bout de 12 heures environ.

Jamais l'exsudat teinté cependant en rouge cerise ne se montre hémolysant, lorsque le sérum lui-même est dépourvu de propriétés hémolytiques.

Nous avons dit qu'au bout de 26 heures environ, le liquide contenait une quantité presque égale de globules rouges libres et de macrophages ayant phagocité. Si l'on vient à isoler ces macrophages, on peut espérer en extraire un liquide hémolytique.

Ici encore cependant, nous ne sommes arrivés qu'à un résultat négatif et l'extrait frais de macrophage n'a pas présenté de pouvoir hémolytique différent de celui des extraits d'organe en général. Et cependant, l'intensité du processus macrophagique, la présence d'hémolysine en grande quantité dans le sang, en faible quantité dans les organes où ils se réfugient, constituaient des arguments considérables en faveur de l'origine, à la fois phagocytique et macrophagique de ces anticorps.

Les expériences de Carrel, confirmées par Hermann Ludke, ont jeté une vive lumière sur ce point de physiologie pathologique.

Ces auteurs, ayant réussi à cultiver *in vitro* de la moelle osseuse et des ganglions, ont introduit en même temps, des globules rouges dans ces cultures. Ils ont pu voir alors, au bout de quelques jours, les cellules blanches proliférées englober les cellules rouges et les phagocyter ; puis, après quelque temps, ayant recherché le pouvoir hémolytique du liquide exsudé, ils ont vu que ce liquide contenait une hémolysine spécifique thermostabile et réactivable par du sérum complémentaire frais.

Ainsi donc, tout se passe *in vitro* comme *in vivo*. Dans un premier stade, phagocytose ; dans un deuxième stade, présence d'hémolysine, et ce sont bien les cellules à fonction macrophagique qui ont sécrété les hémolysines.

Ces expériences nous paraissent démontrer, et ceci sera notre conclusion, que *la fonction hémolysinopoïétique* n'est pas le fait d'un organe, ni même d'un élément cellulaire défini. Ainsi que le disait Lapicque, la rate n'est qu'une faible partie du vaste système hémolytique, et, dans la réalité, toutes les cellules susceptibles d'exercer la phagocytose sont susceptibles de sécréter des hémolysines. Or, ces éléments sont essentiellement diffus dans l'organisme.

Les cellules de Kupfer du foie, comme on en a pu donner la preuve expérimentale, les cellules des endotheliums pulmonaires, ainsi qu'on le peut voir au cours de la pneumonie (cf. Werigo) ; les éléments mobiles ou mobilisables des espaces conjonctifs ; et, très probablement, les éléments endothéliaux des séreuses ou des vaisseaux sont susceptibles d'exercer cette fonction.

La sécrétion des hémolysines, commencée après phagocytose, se continue là où se sont refugiés les macrophages ; et ceci explique pourquoi certains auteurs ont pu, après injection intrapéritonéale, retrouver des hémolysines dans les ganglions, l'épiploon, la rate. Mais, il ne s'en forme pas que là ; et toute cellule ayant phagocité, peut, quel que soit le point où elle se réfugie, sécréter aussi des hémolysines.

Dans l'ensemble de ce processus, la rate joue un rôle certainement important, ainsi qu'on peut le mettre en lumière, par des injections répétées de sérum hémolysant.

L'on voit, au bout d'un certain temps, se produire une hypertrophie indubitable de l'organe (4 à 5 grammes dans trois expériences, au lieu de 1 gr. 50, poids normal, mais il est difficile de savoir si cette hypertrophie est secondaire, par exagération du pouvoir normal macrophagique ou primitive par hyperproduction de cellules susceptibles de sécréter des hémolysines.

Hémolysinopoïèse et macrophage seraient donc ainsi les deux termes d'une même fonction ; et c'est encore, somme toute, à l'opinion de Metchnikoff et à la théorie de l'origine macrophagique des hémolysines que nous ramènent les plus récentes expériences et l'ensemble des faits que nous avons observés.

Si nous voulons appliquer à l'hémoglobinurie paroxystique l'ensemble de ces recherches, nous voyons donc qu'il est bien difficile, en l'état actuel de la question, de savoir où se forme l'hémolysine pathologique que nous avons supposé tantôt libre dans le sérum, tantôt fixée sur les globules. La rate a vraisemblalement un rôle dans sa genèse, au même titre que tout organe doué de la fonction macrophagique et sans qu'il soit possible, à notre avis, de lui attribuer une action prépondérante.

III

Rôle du foie

Le rôle du foie dans l'hémolyse est à l'heure actuelle l'objet de nombreuses discussions et a suscité de nombreux travaux (1).

On sait le rôle capital de la cellule hépatique dans la production des pigments biliaires ou biligénie.

Lapicque a démontré que l'hémoglobine était transformée en deux pigments au niveau du foie, l'un pigment ferrugineux, pigment ocre ou rubigine donnant la réaction du bleu de prusse au ferrocyanure de potassium qui se fixera sur la cellule hépatique.

L'autre pigment biliaire ou bilirubine qui sera éliminé avec la bile.

Les travaux de ces dernières années sur l'ictère hémolytique, à la suite des recherches de Chauffard et de Widal, ont remis à l'ordre du jour la question des hémolyses et des ictères et plusieurs théories sont en présence.

Pour Widal et ses élèves, la biligénie au cours des

(1) Nous ne faisons ici qu'un très rapide exposé de cette question que l'on trouvera exposée dans la thèse de Brulé et dans les remarquables rapports de MM. Widal, Abrami, Brûlé, et de MM. Guillain et Troisier, au Congrès de Médecine de 1911.

ictères hémolytiques se fait avant tout dans la circulation et ils invoquent à l'appui de leur théorie l'intégrité du foie dans les autopsies qui ont pu être pratiquées, la possibilité de la biligénie locale dans les divers épanchements sanguins (Thèse de Jean Troisier).

MM. Gilbert et Chabrol estiment que dans la production de l'ictère par hémolyse, le rôle principal revient au foie. Ils ont expérimenté sur le lapin avec le toluylène diamine. Ils ont montré que la lésion hépatique précédait la lésion sanguine et qu'elle était constante. Pour eux, c'est par hyperfonctionnement de la cellule hépatique due au travail exagéré apporté au foie par l'hémolyse qu'il faut expliquer l'ictère hémolytique.

On peut apporter une objection à leurs expériences : c'est la toxicité du toluylène diamine pour le foie, cette toxicité est une cause d'erreur évidente.

MM. Fiessinger et Lyon-Caen, dans un travail très intéressant, ont étudié, en injectant de l'hémoglobine pure dans la circulation du chien, la façon dont cette hémoglobine s'éliminait au niveau du foie.

Ils ont pu voir *in situ* la transformation de l'hémoglobine en bilirubine dans la cellule hépatique généralement en hyperfonctionnement.

Ils insistent en outre sur la fréquence des lésions des canalicules biliaires, qu'une intoxication même très faible suffit à léser, et concluent à l'existence d'un ictère mixte à coup sûr d'origine hémolytique, mais où la biligénie sanguine est minime et insignifiante, la biligénie hépatique des plus importantes.

L'hémolyse existe à la base de l'hémoglobinurie paroxystique comme de l'ictère hémolytique, et c'est pourquoi ces deux infections ont bien souvent été rapprochées.

Cependant, le foie ne joue en clinique dans l'hémoglobinurie paroxystique qu'un rôle habituellement secondaire. Il est généralement augmenté de volume à la fin de la crise hémoglobinurique, mais cette augmentation est légère et il n'est pas douloureux.

On signale dans presque toutes les observations, un ictère léger, quelquefois simple subictère, quelquefois ictère franc, mais toujours acholurique (cas de Gilbert et Chabrol, de Levy-Valensi).

C'est pourquoi Widal et ses élèves opposent l'un à l'autre l'ictère hémolytique et l'hémoglobinurie paroxystique. A une hémolyse considérable, faite rapidement, correspond la crise d'hémoglobinurie, à une hémolyse légère lente, longtemps répétée, correspond l'ictère hémolytique.

La façon dont le rein se comporte en clinique et expérimentalement, explique d'ailleurs pourquoi le foie n'a qu'un faible rôle éliminateur.

En effet, l'hémoglobine est en très grande partie éliminée immédiatement par le rein dans la crise d'hémoglobinurie paroxystique. C'est le peu qui reste en circulation ou qui a été retenu par le foie qui crée l'état hépatique nécessaire à produire l'ictère hémolytique.

Au cours de nos expériences, nous avons pu constater, en sacrifiant nos animaux après injection de sérum humain et production de crise hémoglobinurique, que macroscopiquement, le foie était un peu gros, congestionné, microscopiquement, nous avons retrouvé les lésions légères déjà décrites par les auteurs.

Nous avons vu, en outre, que les extraits hépatiques étaient totalement dépourvus de propriétés hémolysantes vis-à-vis des globules rouges de même espèce ou d'espèces différentes.

Le foie a donc dans l'hémoglobinurie paroxystique un rôle accessoire d'élimination.

Son hypertrophie et l'ictère hémolytique observé, en général, en clinique, sont secondaires à la crise hémoglobinurique.

TROISIÈME PARTIE

CLINIQUE ET EXPÉRIMENTATION

Après avoir fait l'étude analytique des faits, il importe maintenant d'en tenter la synthèse afin de résumer le mécanisme pathogénique de l'hémoglobinurie paroxystique.

Les théories actuellement existantes de l'hémoglobinurie paroxystique *a frigore*, sont au nombre de trois.

La théorie musculaire, la théorie rénale, la théorie sanguine.

Chacune de ces théories, étudiée séparément, s'appuie sur des arguments précis et comporte en outre un certain nombre d'objections qu'il faut rapidement exposer.

La théorie musculaire a été brillamment soutenue par MM. Camus et Pagniez.

Elle s'appuie, comme nous l'avons déjà dit, sur la ressemblance clinique qui existe entre l'hémoglobinurie paroxystique de l'homme et celle du cheval, où Lucet a montré l'existence de lésions musculaires. Cliniquement, les hémoglobinuriques présentent souvent des douleurs dans les muscles et des courbatures qui ont fait rattacher à une altération musculaire ces divers symptômes.

En outre, l'hémoglobine musculaire traverse le rein plus facilement que l'hémoglobine globulaire, ainsi s'explique l'opposition qui existe entre l'hémoglobinémie souvent inappréciable et l'hémoglobinurie.

On peut faire à cette théorie un certain nombre d'objections.

1° La preuve de la lésion musculaire est encore à faire chez l'homme;

2° La théorie musculaire ne tient aucun compte de la lésion sanguine qui est remarquablement constante dans l'hémoglobinurie humaine; en effet, la présence d'hémoglobine musculaire dans le plasma ne modifie ni les propriétés du sérum, ni celles des globules. Elle est donc incapable d'expliquer le phénomène de Donath et Landsteiner, ou la fragilité globulaire spéciale que nous avons signalée;

3° Enfin, l'hémoglobine musculaire est très toxique pour le rein et entraîne fatalement par sa présence dans le sang une lésion rénale dont il est nécessaire de tenir compte, puisqu'elle fait partie du tableau de la crise hémoglobinurique.

En résumé, il est possible et même vraisemblable que la théorie musculaire s'applique à certains cas d'hémoglobinurie comme l'hémoglobinurie du cheval ou son rôle est bien démontré.

Elle ne peut suffire, par contre, à expliquer les cas actuellement publiés d'hémoglobinurie paroxystique *a frigore* de l'homme.

Théorie rénale

La théorie rénale a été reprise tout récemment par MM. Achard et Feuillié et appuyée sur toute une série de faits expérimentaux très intéressants.

Ces auteurs ont cherché à expliquer l'absence d'hémoglobinémie appréciable en présence d'hémoglobinurie franche.

Ils admettent la production d'une lésion rénale toxique avec hématurie, cette hématurie rénale est hémolysée au niveau du rein. Et cette hémolyse locale peut être expliquée de deux façons : ou par une osmonocivité spéciale des urines au moment de leur émission, ou par une altération globulaire qui rend les globules peu sensibles à l'action destructive des urines.

La preuve de lésions rénales est fournie par l'étude histologique des reins.

Nous estimons en effet avec Lévy, Achard et Feuillié, que l'existence de lésions rénales est incontestable au cours de l'hémoglobinurie.

La preuve en est fournie dans l'hémoglobinurie expérimentale, et nous avons montré que l'étude clinique était très comparable à l'expérimentation. Cependant, la théorie rénale est passible d'un certain nombre d'objections.

La théorie rénale n'explique pas l'hémoglobinémie qui a été constatée dans bien des cas, et la fragilité globulaire.

Elle n'explique pas comment on a pu constater l'infiltration par le pigment ocre des organes au cours de l'hémoglobinurie paroxystique humaine. Cette infiltration, témoin d'un processus hémolytique continu, s'explique aisément par une destruction intravasculaire, elle ne s'explique pas par une destruction intrarénale pure.

On comprend mal, en outre, qu'il s'agisse cliniquement d'hémoglobinurie à peu près pure, et non pas d'alternatives d'hématurie et d'hémoglobinurie.

En un mot, la théorie rénale ne tient pas compte de la lésion sanguine dont l'existence est aujourd'hui démontrée.

Cette théorie peut donc être applicable à certains cas spéciaux d'hémoglobinurie, comme celui rapporté récemment par MM. Achard et Saint-Girons, elle est insuffisante à rendre compte du complexus symptomatique que l'on constate dans l'hémoglobinurie paroxystique humaine.

Théorie sanguine

La lésion sanguine est basée sur tout un ensemble de faits que nous avons longuement exposé, elle peut être expliquée par deux mécanismes différents.

Le sérum du malade a un pouvoir hémolytique qui s'exerce vis-à-vis des globules humains normaux et pathologiques, c'est le phénomène de Donath et Landsteiner.

Les globules du malade sont hémolysés par un sérum normal, c'est l'altération globulaire spéciale dont nous avons donné pour la première fois la preuve, et qui depuis a été retrouvée à plusieurs reprises.

On peut admettre que dans l'un et l'autre cas la lésion est due à la présence d'une hémolysine, soit fixée sur les globules, soit en liberté dans le sérum. Cette théorie ne tient pas compte de l'existence de lésions rénales, et les partisans de la théorie sanguine prétendent que les altérations rénales sont inutiles à l'accès d'hémoglobinurie. Ils donnent pour preuve de ce fait qu'il est impossible, en déterminant des altérations rénales expérimentales, de favoriser l'accès d'hémoglobinurie.

L'hémoglobinurie expérimentale montre que la simple présence d'hémoglobine en liberté dans le plasma suffit à déterminer d'importantes lésions rénales.

Ces lésions, par leur importance et leur constance, méritent qu'on en tienne compte dans la pathogénie de l'hémoglobinurie paroxystique.

Somme toute, deux éléments interviennent dans la crise d'hémoglobinurie paroxystique, la lésion sanguine primitive, la lésion rénale secondaire ; nous allons étudier maintenant quelle est leur part réciproque, quelle est leur nature et leur origine.

Les deux modes de lésions sanguines sont connus. Lésions du sérum, altération des globules. Rappelons seulement que dans les cas où la lésion porte sur le sérum (phénomène de Donath) les globules semblent normaux ; dans les cas où les globules sont altérés (fragilité globulaire spéciale) le sérum est normal.

A la vérité, cette opposition est *a priori* quelque peu surprenante, et nos connaissances actuelles sur les hémolysines cadrent assez mal avec les faits qui ont rapport à la lésion sérique cependant incontestable.

Que se passe-t-il en effet lorsqu'on introduit artificiellement une hémolysine dans le plasma.

Cette hémolysine se fixe immédiatement sur les globules rouges, si bien que si on recueille séparément les globules rouges et le sérum, on peut constater à des doses convenables que les globules rouges présentent la fragilité globulaire spéciale alors que le sérum est complètement dépourvu d'action.

Jamais, par contre, nous n'avons pu observer le phénomène inverse, c'est-à-dire l'injection de sérum dans le sang produisant un sérum hémolysant et laissant les globules indemnes.

Or, c'est là précisément le fait que l'on admet chez les hémoglobinuriques et qui paraît bien démontré non seulement par les recherches de Donath, mais par celles de Widal et Rostaine, de Chauffard et Clovis Vincent.

On admet, par conséquent, que l'autohémolysine, qui détermine l'apparition du phénomène de Donath, circule dans le plasma, sans se fixer sur les globules.

Or, ce fait qui est indéniable, est en contradiction avec tout ce que l'on sait de la théorie des sensibilisatrices et tout ce que l'on observe dans les faits expérimentaux.

Nous admettons, en résumé, que le phénomène de Donath et la fragilité globulaire spéciale relèvent de la même pathogénie, à savoir la présence d'hémolysine dans le sang; seulement, dans un cas, les hémolysines se fixent, comme cela est de règle dans les faits expérimentaux, sur les globules rouges, les globules rouges restent par conséquent fragilisés, et l'on observe la fragilité globulaire spéciale tandis que le sérum demeure dépourvu d'action.

De l'autre, au contraire, les hémolysines restent libres, les globules rouges sont normaux et le sérum est hémolysant.

Comment expliquer cette dissemblance ? L'hypothèse qui nous paraît la plus simple, est la suivante :

Dans tous les cas cliniques ou expérimentaux, le complexe hémolysine-globules existe préformé dans le sang circulant, seulement, dans le premier cas, le complexe reste établi et les globules demeurent altérés.

Dans l'autre, au contraire, il est instable, l'hémolysine passe dans le sérum et les globules redeviennent normaux.

Ceci n'est qu'une simple hypothèse, mais nous paraît, en l'état actuel de nos connaissances, la façon la plus simple d'expliquer cette anomalie.

Somme toute, il existe deux sortes de lésions sanguines au cours de l'hémoglobinurie, la lésion sérique, mise en évidence par Donath et Landsteiner et qui relève pour eux d'une hémolysine non fixée ; la lésion globulaire dont nous avons pu montrer l'existence et qui relève très probablement d'une hémolysine fixée.

En dehors de ces cas, il en existe où cette altération hémolosinique est impossible à mettre en lumière, et où l'on constate cependant une diminution légère de la résistance globulaire (Gilbert et Chabrol, Lévy-Valensi).

Nous avons supposé jusqu'ici qu'il s'agissait d'hémolysine ; en réalité, la question est un peu plus complexe, et MM. Widal et Rostaine notamment, ont admis qu'il s'agissait d'une fragilité spéciale au froid de l'antisensibilisatrice. Pour ces auteurs, l'équilibre sanguin normal résulte du balancement de deux substances antagonistes : sensibilisatrice hémolytique, anti-sensibilisatrice protectrice ; l'hémoglobinurie a pour cause une fragilité spéciale de l'antisensibilisatrice (sensibilisatrice frileuse paralysée au-dessous de certaines températures et permettant ainsi l'action nocive de la sensibilisatrice).

Ils ont appuyé leur théorie sur toute une série d'expériences très intéressantes, et ont montré notamment qu'il était possible, en injectant du sérum d'animaux préparés, par injections successives de sérum d'hémoglobinuriques, d'éviter le retour des crises d'hémoglobinurie *a frigore* chez leurs malades.

La théorie de MM. Widal et Rostaine est cependant passible de quelques objections :

1° L'action protégeante du sérum, mesurée à l'aide des liquides hypotoniques (1), était normale chez notre malade ;

2° Les températures assez basses pour paralyser l'antisensibilisatrice, ne se trouvent jamais réalisées *in vivo* ;

3° Cette paralysie n'explique pas les faits où le phénomène de Donath et Landsteiner étant négatif, il y a fragilité globulaire à l'égard des sérums normaux.

La théorie très ingénieuse de MM. Widal et Rostaine s'applique donc aux cas qu'ils ont observés, mais ne saurait être généralisée aux cas d'hémoglobinurie paroxystique où l'altération est globulaire.

Comment expliquer, si l'on admet l'hypothèse d'hémolysine, que leur action ne se produise bien qu'après refroidissement. Il nous semble que l'explication la meilleure est encore la plus simple, et que le froid agit par simple traumatisme globulaire ; cette influence traumatisante du froid est d'ailleurs démontrée par ce fait,

(1) Voir Foix et Salin. *Pr. Méd.*, 31 août 1910. Les sérums antihémolysants et le phénomène de Neisser et Doering.

que si l'on abaisse la température au-dessous de 0°, les globules, même normaux, se dissolvent en l'absence de sérum. Nous avons pu mettre en lumière cette influence traumatisante du froid, dans une expérience à la vérité très brutale, en soumettant l'oreille du lapin à un jet de chlorure d'éthyle, il se produit une hémoglobinémie des plus nettes.

C'est de la même façon, à notre sens, que doit agir l'acide carbonique dans les expériences d'Hijmans van den Bergh.

Ainsi donc, le froid n'agit qu'en traumatisant des globules déjà fragilisés par la sensibilisation, et depuis les cas où l'hémolyse ne s'exerce qu'à l'aide du froid jusqu'à ceux où elle se fait sans refroidissement, on trouve tous les intermédiaires.

C'est également en traumatisant les globules, que le froid agit dans le cas de lésion sérique. Il fragilise des globules qui sont, en apparence, protégés, et permet sur eux la fixation de l'hémolysine libre dans le sérum.

Enfin, certains auteurs, tout en admettant l'existence d'une hémolysine libre dans le sérum, estiment que son action est masquée *in vitro* par la pauvreté, en complément des hémoglobinuriques, ils expliquent ainsi l'absence fréquente du phénomène de Donath et Landsteiner (Moro, Noda et Benjamin, Grafe et Muller, Meyer et Emmerich).

D'autres auteurs (Kumagai et Inoue, Hertz et Mamrot) invoquent en outre un pouvoir anticomplémentaire du sérum.

Mais les expériences sur lesquelles ils s'appuient, très

rigoureuses en apparence, nous semblent susceptibles d'interprétations multiples.

Tout d'abord, ils ont surtout expérimenté avec les globules de leurs malades, et l'hémolyse a toujours été beaucoup plus marquée avec ces globules qu'avec ceux des autres sujets.

En second lieu, s'il est vrai que l'absence de complément est un fait fréquent pendant les crises hémoglobinuriques, on s'explique mal son absence dans l'intervalle des crises, car il est absolument nécessaire à l'hémolyse.

La démonstration du pouvoir anticomplémentaire que donnent MM. Kumagai et Inoue, reprise par Hertz et Mamrot, ne nous paraît pas non plus absolument probante. Les auteurs disent, il est vrai, que le sérum de leurs hémoglobinuriques n'était pas capable de réactiver un système hémolytique.

Or, il nous semble que le seul moyen de mettre réellement en évidence un tel pouvoir anticomplémentaire, serait d'empêcher, par l'adjonction du sérum supposé doué de cette propriété, l'hémolyse d'un système hémolytique donné. Cette expérience ne paraît pas avoir été réalisée jusqu'alors.

Enfin, il est une cause d'erreur importante dont les auteurs ne nous paraissent pas avoir tenu suffisamment compte, c'est l'hémolyse qui se fait au moment de la séparation du sérum. En effet, un sérum riche en hémoglobine est presque toujours (sans qu'il soit possible d'ailleurs d'en fournir l'explication) très pauvre en complément.

L'absence ou la diminution de complément observée par les auteurs chez les malades atteints d'hémoglobinurie paroxystique est certes un fait très intéressant mais insuffisant à expliquer dans tous les cas l'absence du phénomène de Donath et Landsteiner.

D'ailleurs, chez notre malade, nous avons vu que le sérum avait une teneur normale en complément et qu'il était susceptible, même pendant les crises, de réactiver à faible dose un système hémolytique incomplet.

Nous nous en tenons par conséquent à l'hypothèse d'une hémolysine restant tantôt dans la circulation, et tantôt fixée sur les globules.

Nous avons longuement envisagé quelle est l'origine de cette substance. Les théories les plus en cours rattachent cette origine à la rate. Cette hypothèse, déjà soutenue par Donath et Landsteiner, et que nous avons reprise en 1909, a été récemment érigée à l'état de théorie par MM. Gilbert et Chabrol.

Les faits sur lesquels ces auteurs appuient leur opinion ont été exposés précédemment. Nous ne pouvons que répéter ici les conclusions auxquelles nous somme arrivés :

Les hémolysines ont une origine probablement macrophagique, essentiellement diffuse à tout l'organisme, et qu'il nous paraît impossible de limiter à tel ou tel organe.

Voici donc la lésion globulaire en partie définie. Sous l'influence fragilisante du froid, un certain nombre de globules sont dissous et c'est, à notre avis, à ce moment, qu'intervient la lésion rénale.

Même sous l'influence de la présence dans la circulation d'une faible quantité d'hémoglobine, le rein présente immédiatement, ainsi que le prouve l'histologie des pièces expérimentales de la congestion qui peut aller jusqu'à l'hémorragie, des altérations cytolytiques des tubes, enfin de la distension glomérulaire.

Ce sont ces phénomènes qui, cliniquement, se traduisent par des douleurs lombaires, et la présence d'albumine dans les urines, albumine qui, dans les crises avortées, pourra rester complètement isolée.

Il nous paraît impossible de ne pas admettre, bien que cela soit difficilement démontrable d'une façon absolue, que les lésions rénales importantes, bien que transitoires, ne jouent un rôle dans le passage de l'hémoglobine.

S'il s'agissait d'une sécrétion en quelque sorte normale, il n'y aurait en effet pas de raison pour que le rein en demeure lésé. L'hémoglobine se comporte, vis-à-vis du rein, comme une albumine hétérogène, sa présence dans la circulation rénale altère le rein, et secondairement l'existence de lésions rénales permet son passage en masse.

Le rôle du rein va-t-il plus loin ? et faut-il admettre, comme MM. Achard et Feuillié en ont donné la preuve dans certaines hémoglobinuries expérimentales, qu'il y a en même temps hématurie, puis hémolyse.

Il est certain que dans les pièces expérimentales, surtout celles obtenues par injection d'hémoglobine, on retrouve assez fréquemment des hémorragies ; il est, d'autre part, non moins certain que dans l'hémoglobinurie humaine, on ne retrouve qu'assez rarement des globules rouges dans les urines, mais il faut se rappeler qu'il s'agit, comme nous l'avons déjà montré souvent, d'hématies malades fragilisées *in vivo*, on s'explique que dans ces conditions elles puissent être dissoutes alors que des globules normaux eussent parfaitement résisté.

Nous admettons donc par conséquent, au sujet de la lésion rénale, qu'il est très vraisemblable que cette lésion favorise le passage de l'hémoglobine au niveau du rein ; il est possible, en outre, qu'il se produise secondairement une hémolyse intra-rénale augmentant le taux de l'hémoglobinurie.

Si nous essayons maintenant la reconstitution pathogénique de l'affection, nous arrivons, dans l'ensemble, aux conclusions suivantes.

CONCLUSIONS

Conclusions cliniques

I. Dans certains cas d'hémoglobinurie paroxystique pendant la crise et en dehors des crises, le sérum des malades n'a pas d'action hémolysante sur les globules du malade, ni sur les globules normaux. |Le phénomène de Donath et Landsteiner peut donc être négatif.

II. Les globules du malade, isolés immédiatement par centrifugation, sont nettement hémolysés par un sérum humain quelconque; il s'agit donc d'une fragilité globulaire spéciale vis-à-vis des substances hémolysantes contenues dans les sérums humains normaux.

III. Cette fragilité globulaire spéciale ne s'observe qu'exceptionnellement en dehors de l'hémoglobinurie paroxystique.

IV. Avant la crise et après la crise d'hémoglobinurie, nous avons constaté, comme il est d'ailleurs classique, l'existence d'une albuminurie plus ou moins abondante.

V. Cette albuminurie nous paraît due à une altération rénale qui s'affirme par la présence de nombreux cylindres.

VI. Ces cylindres ont d'ailleurs une structure spéciale. Ils sont formés d'amas granuleux donnant au ferrocyanure de potassium et à l'acide chlorhydrique la réaction bleue des sels de fer.

VII. On constate en outre chez ces malades une hypertrophie de la rate, avec subictère, qui est dû au processus hémolytique comme l'avait déjà prévu Murri.

VIII. Cette splénomégalie est par conséquent secondaire, au moins en partie. Faut-il également la considérer comme protopathique, c'est là une hypothèse intéressante, mais dont la démonstration n'est pas encore faite.

IX. Au point de vue étiologique, nous avons retrouvé, comme la plupart des auteurs récents, la syphilis à l'origine de presque toutes les observations.

X. — Il s'agit là non pas d'un accident parasyphilitique ou quaternaire, mais bien d'un accident spécifique tertiaire, pouvant être influencé par le traitement mercuriel.

Conclusions expérimentales.

XI. On peut, expérimentalement, par injection intravasculaire de sérum hémolytique, reproduire une hémoglobinurie analogue dans sa durée et son intensité à l'hémoglobinurie paroxystique.

XII. A dose minima, on obtient une destruction globulaire partielle et les globules survivants présentent simplement une fragilisation légère aux sérums hypotoniques.

XIII. A dose plus considérable, on reproduit la fragilité globulaire spéciale, c'est-à-dire que les globules survivants peuvent être hémolysés par un sérum alexique normal.

XIV. La toxicité relativement élevée des sérums hémolytiques étrangers ne permet pas l'injection de doses suffisamment massives pour qu'il reste dans le sérum une hémolysine décelable ; le sérum de nos animaux n'a donc jamais présenté le phénomène de Donath et Landsteiner, c'est-à-dire que jamais il ne s'est montré capable d'hémolyser *in vitro* les globules d'un autre animal de même espèce, malgré l'introduction de sensibilisatrice en quantité suffisante pour déterminer aisément cette hémolyse. Ce fait établit donc : 1° qu'une hémolysine en circulation se fixe immédiatement sur les globules ; 2° que l'existence d'autolysine dans un sérum ne peut relever que de deux causes : ou leur présence en fort excès dans le sang, ou leur mise en liberté au moment de la coagulation.

XV. Il existe au point de vue de l'intensité de la coloration une opposition manifeste entre le plasma à peine teinté et les urines rouge foncé. Cette opposition montre que le rein ne se comporte pas vis-à-vis du plasma chargé d'hémoglobine à la façon d'un simple filtre.

XVI. Il est possible d'obtenir *in vivo*, par refroidissement, une destruction globulaire avec hémoglobinurie.

XVII. La présence d'hémoglobine en circulation provoque des lésions rénales de cytolyse importante. L'injection d'une faible dose d'hémoglobine provoque de l'albuminurie alors que l'hémoglobine ne passe pas encore. L'hémoglobine se comporte donc vis-à-vis du rein à la façon d'une albumine toxique, et il semble que toute hémoglobinémie suivie d'hémoglobinurie a pour conséquence fatale une lésion rénale.

XVIII. Cette lésion rénale est d'ailleurs passagère, elle s'accompagne de vaso-dilatation marquée, mais en 24 heures ou 48 heures les animaux ne présentent plus d'albuminurie.

XIX. Il n'est donc pas étonnant que les expériences destinées à faciliter l'hémoglobinurie par la production d'une lésion rénale n'aboutissent qu'à des insuccès, la simple présence d'hémoglobine en circulation suffit à provoquer une lésion du rein largement suffisante pour assurer le passage de l'hémoglobine.

XX. Les hémoglobinuries par lésions globulaires *in vivo* ne s'accompagnent qu'assez rarement d'hématuries ; celle-ci est au contraire fréquente lorsqu'on injecte de l'hémoglobine. Il est cependant impossible d'affirmer que des globules non hémolysés ne passent pas, à la faveur de la lésion rénale, et il se peut au contraire que l'hémolyse commencée dans la circulation se continue dans le rein.

XXI. La fréquence de la splénomégalie au cours de l'hémoglobinurie paroxystique établit que la rate joue un rôle dans cette affection ; ce rôle peut être énoncé de deux façons :

1° Hyperplasie macrophagique destinée à éliminer les déchets globulaires, et, dans cette hypothèse, la splénomégalie est secondaire ;

2° Hyperplasie sécrétoire, et, dans cette hypothèse, la splénomégalie est primitive et détermine la lésion globulaire.

Nous avions soulevé cette hypothèse en 1909 dans les termes suivants : « Il paraît logique de supposer que la lésion globulaire ressortit à une altération splénique d'origine infectieuse, relevant plus spécialement de la syphilis, ce qui cadrerait bien avec ce que nous savons du pouvoir hémolysant de la rate (macrocytase de Metchnikoff). »

La théorie splénique de l'hémoglobinurie a été soutenue depuis lors par MM. Gilbert et Chabrol, s'appuyant sur des expériences de Nolf, concernant le rôle hémolytique de la rate. Les expériences que nous avons entreprises à ce sujet, sous la direction du professeur Achard, nous ont amené aux conclusions suivantes.

XXII. L'extrait splénique possède un pouvoir hémolysant peu marqué qui lui est commun avec la plupart des autres viscères, notamment le ganglion lymphatique, le poumon, le pancréas, et, d'une façon inconstante, le corps thyroïde, le rein, etc.

XXIII. Ce pouvoir hémolytique n'est pas dû à une hémolysine, car : 1° il est thermostabile ; 2° il n'est pas spécifique.

XXIV. Il appartient très probablement au groupe des lipoïdes et savons hémolysants, plus ou moins alcoolo-solubles.

XXV. La spécificité autolytique admise par Nolf et Gilbert n'est, en réalité, qu'une pseudo spécificité due à la fragilité spéciale des globules de chiens. Il est donc impossible de dire que l'extrait splénique contienne des hémolysines, ce qui ne veut pas dire que la rate ne joue pas un rôle dans l'hémolysinopoïèse.

XXVI. Les expériences des auteurs et les nôtres propres sur l'origine des anticorps hémolytiques, établissent que cette origine est essentiellement diffuse et non localisée en un point spécial de l'organisme. Les belles recherches de Carrel, confirmées par Hermann Ludke, montrent que cette hémolysinopoïèse est *in vitro* précédée par la phagocytose, il est donc très probable qu'il en est de même *in vivo*, et qu'en réalité, toute cellule susceptible *in vivo* de phagocyter un globule rouge, est capable également de participer à la formation des hémolysines.

XXVII. Nous sommes donc partisans de la théorie macrophagique de l'hémolysinopoïèse, soutenue pour la première fois par Metchnikoff, avec cette restriction toutefois, que la fonction macrophagique est essentiellement diffuse dans l'organisme et non localisée à tel ou tel organe.

XXVIII. La théorie de l'origine splénique de la lésion sanguine dans l'hémoglobinurie paroxystique reste donc une hypothèse intéressante, mais ne s'appuyant pas, à l'heure actuelle, sur des faits cliniques ou expérimentaux bien démontrés.

XXIX. En résumé, il nous semble qu'on peut concevoir la pathogénie de l'hémoglobinurie paroxystique *a frigore* de la façon suivante :

XXX. Sous l'influence d'une maladie infectieuse qui est le plus souvent la syphilis, et par un mécanisme encore indéterminé, est mise en circulation une substance globulicide que l'on peut appeler hémolysine, puisqu'elle présente un certain nombre de propriétés de cet anticorps.

Cette substance, tantôt se fixe sur les globules qui deviennent fragiles, et l'on a le premier type de lésion sanguine par fragilité globulaire spéciale, tantôt reste libre dans le plasma, et l'on a le deuxième type de lésion sanguine avec phénomène de Donath et Landsteiner, par altération sérique.

Les globules ainsi altérés, soit de façon primitive, soit de façon secondaire, sont détruits en partie, sous l'action fragilisante du froid.

L'hémoglobine mise en liberté dans le plasma, détermine par son action toxique des lésions rénales importantes qui facilitent son passage à la façon des albumines hétérogènes ; il est possible qu'à ce moment intervienne un processus d'hémolyse intra-rénale.

Comme il arrive pour les albumines hétérogènes, il y a en même temps entraînement de l'albumine propre du sujet, d'où albuminurie prémonitoire et consécutive.

L'hémolyse cessant avec l'action passagère du froid, tout rentre dans l'ordre, et les lésions rénales se réparent rapidement.

Mais il reste dans la circulation une certaine quantité

d'hémoglobine non éliminée par le rein, et très probablement aussi des globules profondément altérés.

Hémoglobine et globules malades sont alors fixes et détruits par la rate, d'où splénomégalie macrophagique secondaire. L'ensemble de ce processus s'accompagne fréquemment d'un ictère hémolytique léger et d'ordinaire fugace.

BIBLIOGRAPHIE

Nous ne faisons point ici la bibliographie de l'hémoglobinurie paroxystique, nous ne rapportons que les principales indications et surtout les plus récentes — et nous renvoyons pour la bibliographie complète de la question aux ouvrages suivants.

Henocque. Article Hémoglobinurie du *Dictionnaire encyclopédique des Sciences médicales.*

Camus. *Les Hémoglobinuries.* Thèse Paris, 1903.

Lahille. *Synthèse et critique des théories pathogéniques des hémoglobinuries humaines.* Thèse Paris, 1912.

LÉSION MUSCULAIRE

Camus et Pagniez. Hémoglobinurie d'origine musculaire. *C. R. Acad. des Sciences,* 11 août 1902 ; Hémoglobinurie musculaire. *C. R. Acad. des Sciences*, 14 novembre 1902.

Camus. Thèse, 1903.

Lucet. De la congestion musculaire hémoglobinurique chez le cheval. *Rec. de méd. vétér.*, 1889.

— Hémoglob. parox. *a frigore* du cheval. *Rec. de méd. vétér.*, 1893.

— *Id.* 1894.

— *Id.* 1899.

HÉMOGLOBINURIE ET LÉSIONS RÉNALES. — REINS

Lépine. *Revue mensuelle de médecine et de chirurgie*, 1880.

— Pathogénie de l'hémoglobinurie paroxystique. *Soc. méd. des Hôp.* 24 février 1888.

Robin. *Soc. méd. hôp.*, 1888.

Hayem. *Soc. méd. hôp.*, 10 février 1888.

Lion. *C. R. Soc. biologie*, 28 décembre 1894, p. 866.

Dalche. *Soc. méd. hôpital. Hôp.*, 21 mai 1896, p. 471.

Dieulafoy et Widal. *Manuel de pathologie interne* de Dieulafoy.

Camus et Pagniez. Action globulicide décutanée urines. *Soc. de biologie*, 20 octobre 1900.

— Infl. de l'acidité et de l'alcalinité sur le pouvoir globulicide des urines. *Soc. de biologie*, 17 novembre 1900.

— Un cas d'hémoglobinurie par action globulicide des urines. *Soc. méd. des hôp.*, 26 avril 1911.

— Action globulicide des urines. Hémoglobinurie d'origine urinaire. *Journ. de physiol. et de pathol. gén.*, juillet 1911.

— Action de l'urine sur l'hémoglobine. *Soc. de biologie*, 26 avril 1912.

Achard et Feuillié. Hématurie rénale produite par injection de sucs cellulaires. Hémoglobinurie par hémolyse intra-urinaire. *Soc. de biol.*, 13 mars 1909, p. 429.

— Sur le mécanisme de l'hémoglobinurie provoqué par l'injection intra-veineuse d'hémoglobine globulaire et musculaire. *Soc. de biol.*, 3 juin 1911, p. 899.

— Sur le passage de l'hémoglobine à travers le rein. *Soc. de biol.*, 10 juin 1911, p. 947.

— Influence de l'albumine du suc musculaire sur l'hémoglobinurie provoquée par des injections dans les veines.

— Action des rayons ultra-violets sur le suc musculaire et sa propriété de provoquer l'hémoglobinurie. *Biologie*, 1911, p. 93.

— *Archives méd. expérimental*, 1911.

Feuillié. *Leucopathies. — Métastases.* Thèse Paris, 1909.

Camus et Pagniez. *Soc. de Biologie*, 1909, p. 26 et 847.

Parisot. Recherches et caractérisation de la globuline dans les urines. *Soc. de biol.*, 20 mai 1912.

Lévy. Recherche sur les lésions rénales dans l'hémoglobinurie expérimentale (Dans cet article on trouvera la bibliographie très complète de cette question jusqu'à l'année 1909). *Deutsch. Archiv f. klin. Medizin.* T. 81, 1904, p. 359.

Achard et Saint-Girons. Hémoglobinurie par hématurie. *Soc. méd. des hôpitaux*, 1912.

HÉMOGLOBINURIE ET LÉSIONS SANGUINES

Murri. *Rivest. clin. de Bologna*, 1879 et 1880.

— *Arch. italienne de biologie*, XXVIII, p. 377.

Nolf. Art. hémolyse du *Dictionnaire de physiologie* de CH. RICHET.

— Rôle des hémolysines en pathol. *Congrès français de médec.*, 1911.

Widal, Abrami, Brulé. *Idem.*

Guillain et J. Troisier. *Idem.*

Donath et Landsteiner. *Münch. med. Wochenschrift*, N° 36, p. 1592, p. 173. 1906.

— *Zeitschrift für klin. Med.*, fas. 58, p. 205. 1907.

— *Centralblatt für Bakter.*. N° 24, p. 205. 1907.

— *Wiener klin. Woschenschr.*. N° 25. 1908.

Widal et Rostaine. Insuffisance d'antisensibilisatrice dans le sang des hémoglobinuriques. *Soc. de biologie*, 18 février 1905. p. 34.

— *Soc. biologie*. 1905.

— Sérothérapie préventive. *Soc. biologie*, 1905.

Eason (J.). T. pathology of paroxysmal hœmoglobinurie. *Edim. Med. Journ.*, juny 1906.

— Paroxysmal hœmoglobinurie. The production of an antitoxin. *Journ. of Path. and Bact.* XI march 1906.

— The pathologie of paroxysmal hœmoglobinuria. *Journal of Pathol. and Bact.* march 1906.

— Some observ. an paroxysm. Hœmoglobinurie. *Scot. Med. and Surg. Journ.*, may 1906.

Widal et Philibert. La fragilité globulaire de certains ictériques congénitaux. *Gaz. des hôp.*, p. 1275. 1907.

Choroschilow. Zur Frage der Pathogenese der paroxysnalen Hämoglobinurie. *Zeitschrift f. klin. Med.*. 1907, p. 64.

Czernecki. Hémoglobinurie et hémolyse. *Gazeta lekarska*, 1908, et *Wiener klin. Wochenschr.*, N° 42. 1908.

Tixier et Troisier. Artropathie autotoxique dans un cas d'hémoglobinurie paroxystique. *Gaz des hôp.*, 16 déc. 1909.

Chauffard et Vincent. Hémoglobinurie hémolysénique avec ictère polycholique aigu. *Semaine médicale* 1909, p. 601.

Ch. Foix et Salin. Un cas d'hémoglobinurie paroxystique *a frigore* par altération globulaire. *Bull. et mémoire de la Soc. méd. des hôpitaux de Paris*, p. 941, décembre 1909.

Hijmans van den Bergh. *Berlin. klin. Wochenschrift*, 1909, p. 1251-1253.

— *Revue de médecine*, 1910.

Lévy-Valensi. Considérations à propos de deux cas d'hémoglobinurie paroxystique. *Gaz. des hôp.*, 1910.

Ballenger. Paroxysmal hœmoglobinurie. *N. York M. J*, 1908.

Achard et Feuillié. *Bull. et mém. Soc. méd. hôp.*, 7 février 1908, p. 223.

Gilbert et Chabrol. Sur un cas d'ictère acholurique simple avec hémoglobinurie. *Soc. de biol.*, 20 mai 1911.

Féjes et Kentzler. Beiträge zur Pathologie der paroxysmalen Hœmoglobinurie. *Zeitch. f. klin. Med.*, t. l. XI, 3, 6, p. 194. 1910.

Grafe. Zur Kenntniss der paroxysm. Hœmoglobinurie. *Deutsch. med. Wochenschr.*, N° 44. 1911.

Grafe et Müller. Beiträge zur Kenntniss der paroxysm. Hœmoglobinurie. *Arch. für experim. Pathol. u. Pharm.*, fasc. 59, p. 95. 1908.

Meyer et Emmerich. Uber paroxysmale Hämoglobinurie. *Deutsch. Arch. für klinische Medizin*, fasc. 96, N°s 3 et 4.

Moos. Paroxysmale Hämoglobinurie. *Folia Serologica*, 1911.

Moro et Noda et Benjamin. Paroxysmale Hämoglobinurie. Hämolyse in vitro. *Münch. med. Wochenschr.*, N° 11, 1909.

Krokiewis. Hémoglobinurie paroxystique in Richard Hertz et Mamrot.

Gloessner et Pick. Serotherapeutische Beobachtungen bei paroxysmale Hämoglobinurie. *Zeitsch. für experimentelle Pathologie und-Therapie*, fasc. 9, N° 5. 1911.

Fejes et Kentzler. Contribution à la pathologie de l'hémoglobinurie paroxystique. *Zeitsch. f. klin. Medizin.*, fasc. 71, 3 et 4.

Kumagai et Inoue. Beiträge zur Kenntniss der paroxysmalen Hœmoglobinurie. *Deutsche medic. Wochen.*, N° 8. 1912.

Richard Hertz et Arthur Mamrot. De l'hémoglobinurie paroxystique. *Archives de méd. expérim.*, sept. 1912.

Fejes. Etiologie de l'hémoglobinurie paroxystique. *Zeitch. f. klin. Med.*, fasc. 72, 5 et 6. 1911.

Rosen. Beiträge zur Lehre der paroxysm. Hœmoglobinurie XXVII. *Congrès de médecine*. Wiesbaden, 1910.

Gilbert. A propos de l'hémoglobinurie paroxystique. *Paris médical*, 1912.

ROLE DE LA RATE

Tigri. Della fonctionni della Milza. *Soc. méd. chir. de Bologne*, T. 13.

Gabbi. Sur la fonction hémolytique réelle des organes hématopoïétiques. *Tip-Lenn.* 1893. Firenze.

Botazzi. *Lo sperimentale*, 1894.

London *Archives des sciences biologiques*, 1901, vol. VIII, p. 333.

Dongern. *Berl. kl. Woch.*, 1899.

Lapicque et Vast. *Action de la toluylène diamine sur les globules rouges.*

Vast. Thèse, 1899.

Lesné et Ravaut. Hémoglobinurie, cholémie et urobilinurie secondaire à l'hématolyse expérimentale. *Soc. de biol.*, 16 déc. 1901.

Metchnikoff. *Annales Pasteur*, 1901, p. 767.

Tarasséwitch. Sur les cytases. *Annales de l'Institut Pasteur*, 1902.

Levaditi. Etat de la cytase hémolytique. *Ann. Pasteur*, 1902, N° 24.

— Sur les hémolysines cellulaires, *Ann. Pasteur*, p. 187. 1903.

Ehrlich et Morgenroth. Uber Hœmolysem. 2e mémoire. *Berl. klin. Wochensch.*, 1901.

S. Rosehem et Morgenroth. *Berl. klin. Wochensch.*, 15 sept. 1902.

Barberi. Recherches expérimentales sur l'activité hémolytique du tissu conjonctif des organes hématopoïétiques. *J. de phys., de path. gén.*, 1901, p. 915.

Schibayama. *Centralblatt f. Bakteriologie*, 1901, Bd 30, p. 760.

Jakuschewitzch. Hémolyse chez des animaux dératés. *Zeitschr. f. Hyg. u. Infectskrank.*

Schattenfroh. *Arch. f. Hygiene*, 1899, p. 135.

Sawtschenko. *Arch. de Podivinoski.* T. 14. fas. 3.

Donati et Micheli. *Réforme méd.*, 1903, N° 38.

Kurt Meyer. *Zeitsch. f. immunit. Krank.*, 1904.

Danielopoulo. *C. R. Soc. Biologie*, 1910, p. 259.

Noël Paton et Goodall. La rate et ses relations avec l'hémolyse. *Journal of physiologie*, XXIX. 4 à 5, p. 411. 1903.

Friedmann. *Archiv für Hygiene*, t. LXI, f. 2, p. 105.

Woelfel. *Journal of infect. diseases*, janvier 1905.

Pfeiffer. Origine des anticorps. *Congrès d'hygiène de Bruxelles*, 1903.

Friedmann. *Deutsche medic. Wochensch.*, 11 avril 1907.

Castaigne. Le foie et le fer. Leurs rapports à l'état pathologique. *Pr. médicale*, 5 décembre 1906.

Bang, Ivan et Forsman. Recherches sur la formation des hémolysines. *Hofmeister's Beitr. z. chem. Phys. et Path.*, 1906, VIII. B, p. 238.

Walter Frei. Théorie de l'hémolyse. *Zeitschr. f. Infectionskrankheiten*, 1907, II, 2 h.

— Action empêchante de l'hémoglobine sur l'hémolyse par la saponine. *Biologie*, 31 mars 1906, p. 646.

Karl Landsteiner. Bermerkungen zu der vorläufigen Mitteilung über Hämolysinbildung non Bang et Forsman. *Centralbl. f. Bakter.* B. XL.

Mioni. Contribution à l'étude des hémolysines naturelles. *Ann. Instit. Pasteur*, 1905.

Mutermilch. *C. R. Soc. biol.*, 1908.

Noguchi. Uber gervisse chemische Kompw. ementsubstanzen. *Biochem. Zeitschr.*, t. VI, oct. 1907.

Tallqvist. 1907. *Klin. Med.* 1907, V. 61.

Joannovics et Pick. Contribution à l'étude de l'intoxication par la toluylène diamine. *Zeitchr. für exper. Pathol. u. Therap.*, 1909, Bd VII.

Widal, Abrami et Brulé. Pluralité d'origine des ictères hémolytiques. Recherches cliniques et expérimentales. *Soc. méd. des hôp.*, 20 nov. 1907

Brulé. Thèse Paris, 1909.

Troisier. *Rôles des hémolysines dans la génèse des pigments biliaires et de l'urobiline.* Thèse Paris, 1910.

Fiessenger et Lyon-Caen. *Journal de physiol. et de pathol. gén.*, Nov. 1910, p. 958.

Gilbert et Chabrol. Sur la pathogénie des ictères par hyperhémolyse. *C. R. Soc. de biol.*, 20 mai 1911.

— L'origine splénique des ictères par hyperhémolyse. *Congrès de médecine de Lyon*, octobre 1911.

Gilbert, Lereboullet et Chabrol. Le rôle de la rate dans les ictères acholuriques simples. *Journal méd français*, 15 décembre 1911.

Gilbert, Chabrol et Bénard. Sur le pouvoir auto-hémolysant de l'extrait splénique. *C. R. Soc. biol.*, 2 décembre 1911.

— Sur le mécanisme de l'autohémolyse splénique dans l'intoxication par le toluylène diamine. *C. R Soc. biol.*, 23 décembre 1911.

— Id. *Soc. biol.*, 16 mars 1912 ; 11 mai 1912.

— Quelques données récentes sur l'hémolyse splénique. *Paris médical*, 6 juillet 1912.

Widal, Abrami et Brulé. Le rôle hémolytique de la rate. *C. R. Soc. de biol.*, 4 mai 1912.

— Le rôle de la rate dans l'ictère par toluylène diamine. *C. R. Soc. de biol.*, 11 mai 1912.

Foix et Salin. L'extrait splénique a-t-il un pouvoir hémolysant ? *C. R. Soc. de biol.*, 2 décembre 1911.

— *Id. Biol.*, 1912.

— De l'hémoglobinurie globulaire expérimentale. *Arch. de méd. expér.*, 3 mai 1912.

Achard, Foix et Salin. Sur le pouvoir hémolytique de l'extrait de rate. *C. R. Soc. de biol.*, 15 mars 1912.

— Action comparée de quelques extraits d'organes sur l'hémolyse. *C. R. Soc. biol.*, 22 mars 1912.

O. Weill. Hémolyse locale et hémolyse splénique. *Archives internationales de physiologie*, 25 août 1912.

TABLE DES MATIÈRES

Saint-Brieuc. — Typographie F. GUYON (3696-11-12).

www.ingramcontent.com/pod-product-compliance
Ingram Content Group UK Ltd.
Pitfield, Milton Keynes, MK11 3LW, UK
UKHW021146260726
13994UKWH00001B/319

9 782329 116211